LA FIEVRE PARATYPHOÏDE A

ÉTUDE CLINIQUE

ANATOMIQUE ET DIAGNOSTIQUE

PAR

Le Dr Bernard CROS

Élève à l'École du service de santé militaire.

LYON

A. REY, IMPRIMEUR-ÉDITEUR DE L'UNIVERSITÉ

4, RUE GENTIL, 4

1916

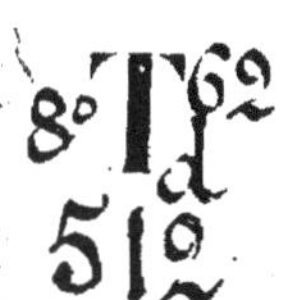

LA FIÈVRE PARATYPHOÏDE A

ÉTUDE CLINIQUE
ANATOMIQUE ET DIAGNOSTIQUE

LA FIÈVRE PARATYPHOÏDE A

ÉTUDE CLINIQUE

ANATOMIQUE ET DIAGNOSTIQUE

PAR

Le Dr Bernard CROS

Élève à l'École du service de santé militaire.

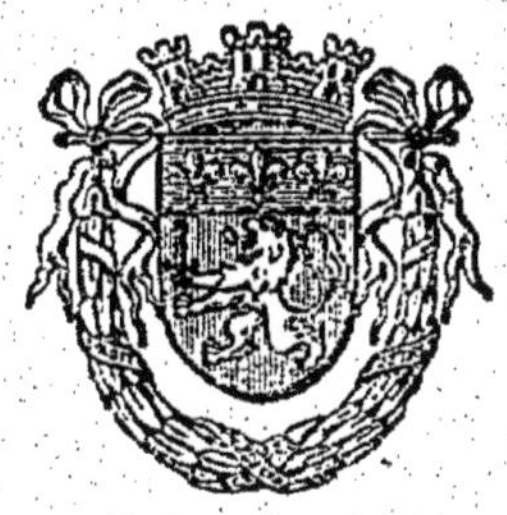

LYON

A. REY, IMPRIMEUR-ÉDITEUR DE L'UNIVERSITÉ

4, RUE GENTIL, 4

1916

A la Mémoire de mes GRANDS-PARENTS

A la Mémoire vénérée de mon PÈRE regretté

A MA MÈRE

A TOUS MES PARENTS ET AMIS

A mon Président de thèse

MONSIEUR LE PROFESSEUR J. COURMONT

Professeur d'hygiène à la Faculté de médecine de Lyon,
Membre correspondant de l'Académie de médecine,
Médecin des Hôpitaux,
Officier de la Légion d'Honneur.

Il a bien voulu s'intéresser à notre travail et mettre gracieusement à notre disposition tous les matériaux nécessaires. Il nous fait aujourd'hui le grand honneur d'accepter la présidence de cette thèse. Qu'il reçoive ici l'hommage de notre profonde gratitude.

A

MONSIEUR LE PROFESSEUR PIC

MONSIEUR LE PROFESSEUR NICOLAS

MONSIEUR LE PROFESSEUR AGRÉGÉ F. ARLOING

Qui ont bien voulu faire partie de notre Jury de thèse, sont priés de croire à notre respectueuse reconnaissance.

A MONSIEUR PAUL DURAND

Interne des Hôpitaux de Lyon.

C'est grâce à lui que nous avons pu mener notre travail à bonne fin. Il nous a toujours prêté un concours dévoué et nous a fourni des documents indispensables. Ses conseils ont été précieux et son obligeance extrême. Qu'il nous soit permis de lui témoigner notre gratitude et de lui présenter nos remerciements les plus sincères.

A MES PROFESSEURS

de la Faculté de médecine de Toulouse et de la Faculté de médecine de Lyon.

A MES MAITRES

de l'Ecole du Service de Santé militaire.

A MES CAMARADES

de Faculté et d'Ecole.

A MES CHEFS ET A MES CAMARADES DE CAMPAGNE

INTRODUCTION

Depuis 1896, où Achard et Bensaude décrivaient les deux premiers cas d'une maladie générale fébrile à type continu, ressemblant fort à la fièvre typhoïde et causée par un microbe voisin, mais différent du bacille d'Eberth, les infections paratyphoïdes ont été signalées un peu partout, sous forme épidémique ou non ; mais, si beaucoup de médecins en connaissaient le nom avant cette guerre, assez rares étaient les praticiens qui avaient pu en observer.

La guerre de 1914-1915 a modifié cela ; au point de vue médical, son principal caractère aura été, au moins jusqu'à présent, d'appeler l'attention sur les paratyphoïdes, comme au point de vue chirurgical sur le tétanos et la gangrène gazeuse.

On sait qu'il existe deux types de paratyphoïdes : le type A et le type B, distingués par Schottmüller. Les deux premières observations d'Achard et de Bensaude appartiennent au type B, ainsi que le montra l'examen par Brion (de Strasbourg) du microbe isolé par eux. Avant la guerre, la paratyphoïde B était de beaucoup la plus fréquente, surtout en Europe, et particulièrement en France. Dans la région lyonnaise, la paratyphoïde A était à peu près inconnue.

Il n'en était pas ainsi dans d'autres pays, puisque, dans les Indes, les médecins militaires anglais ont montré que le paratyphus A était extrêmement fréquent, beaucoup plus fréquent que le B.

Il en est de même en Amérique.

La fréquence, dans nos contrées, des infections causées par le bacille paratyphique B les a fait longuement étudier et, parmi les travaux d'ensemble, ceux de Job et la thèse de Pauron sont bien connus.

Le bacille paratyphique A, beaucoup moins fréquent, n'a donné lieu à aucun travail d'ensemble. Il nous a paru intéressant, au moment où les paratyphoïdes A devenaient de plus en plus nombreuses en France, de rassembler quelques observations et de faire une sorte de revue générale, aux points de vue clinique, anatomique et diagnostique, de la fièvre paratyphoïde A.

Les questions d'épidémiologie et d'hygiène devant faire le sujet d'un autre travail inaugural à la Faculté de Médecine, nous ne nous en occuperons pas. Il nous a semblé, d'ailleurs, que le sujet, malgré cette restriction, était assez vaste.

Le matériel dont nous nous sommes servi consiste dans les observations de paratyphoïde A traitées dans la XIVe Région. Ces observations ont été mises à notre disposition par M. le professeur Jules Courmont avec une amabilité dont nous le remercions bien vivement.

Elles concernent des soldats se trouvant depuis longtemps dans la XIVe Région et y ayant contracté leur maladie, et surtout des malades qui, évacués du front, sont venus se faire soigner dans les hôpitaux de contagieux de la XIVe Région.

Ces hôpitaux sont l'hôpital Desgenettes, l'hôpital de Villeurbanne, l'hôpital d'Estressin, l'hôpital de Valence, celui de la Tronche, à Grenoble, ceux de Gap et de Chambéry. Nous remercions MM. les Médecins aides-majors qui ont pris les observations dont nous nous sommes servis.

LA FIÈVRE PARATYPHOÏDE A

ÉTUDE CLINIQUE
ANATOMIQUE ET DIAGNOSTIQUE

CHAPITRE PREMIER

ÉTUDE CLINIQUE

Le bacille paratyphique a donné naissance à des syndromes multiples : parmi eux, nous n'étudierons que l'infection ressemblant à la fièvre typhoïde, laissant de côté les ictères à para A, qui ne se différencient en rien des ictères d'autre origine, et toutes les affections d'allure banale que peut donner le para A : abcès, suppurations diverses, etc.

L'infection à forme d'allure typhoïde, à qui convient seule l'appellation de fièvre paratyphoïde A, a une évolution qui peut être divisée en plusieurs périodes : une période d'incubation, dans laquelle on ne trouve aucun symptôme, une période de début ou d'invasion, une période d'état, une période de déclin aboutissant à la convalescence.

La période **d'incubation** a une durée assez mal

connue ; il faudrait savoir exactement quand le malade a été contagionné, ce qui est loin d'être facile, car il s'est le plus souvent exposé à la contagion pendant un temps plus ou moins long, et toute précision est impossible.

Certains auteurs, tel que Bainbridge, donnent dix à dix-huit jours comme périodes extrêmes, avec une moyenne de quinze ; pour d'autres, elle est beaucoup plus courte. C'est ainsi que Dibos indique quatre à cinq jours.

Dans un cas (obs. XLVII), nous avons pu arriver à circonscrire quelque peu la période d'incubation : Il s'agit d'un médecin en contact de dix à douze heures par jour avec un paratyphique, du 19 au 27 août 1915 ; depuis longtemps, il n'a pas manipulé de paratyphiques A, il n'a pas vu de malades infectés par ce bacille. Le 30 août, il présente un mauvais état général, a des frissons et, le 31, l'hémoculture montre chez lui du bacille paratyphique A. La contagion a donc précédé les premiers symptômes de cinq à treize jours, et la période d'incubation a été certainement plus grande que cinq jours, plus courte que treize.

N'y a-t-il réellement aucun symptôme pendant la période d'incubation ? Il peut exister des symptômes prémonitoires qui durent quelquefois quinze jours, trois semaines, avant le début de la maladie, avant la fièvre, le frisson ou la céphalée qui constituent les premiers signes.

Ces **symptômes prémonitoires** consistent en diarrhée, nausées, anorexie, sensations gastro-intestinales douloureuses, soif plus ou moins intense, fatigue générale. Ils persistent longtemps, mais ne sont pas suffisamment marqués le plus souvent pour que le sujet se trouve malade et vienne à la visite.

Le **début** est, en général, marqué par de la fièvre, des frissons, de la céphalée, des vertiges, de la rachialgie, des douleurs musculaires, surtout au niveau des lombes; quelquefois, il y a des épistaxis, des nausées, des vomissements; la bouche est pâteuse, la langue saburrale, le ventre météorisé; on constate des gargouillements dans les fosses illiaques, surtout la droite, et cette recherche détermine de la douleur. La diarrhée est assez fréquente; elle peut manquer quelquefois. La rate est grosse; le malade tousse un peu; on constate assez souvent de l'angine, soit banale, soit ulcéreuse. La température s'élève progressivement en trois à quatre jours ou moins pour atteindre 39° ou 40°.

Pendant ce temps, le malade se plaint de céphalée, n'a pas d'appétit, dort mal, ou, lorsqu'il dort, a des cauchemars.

Après cette période de début de trois ou quatre jours, s'installe une **période d'état**, dans laquelle la céphalée diminue, tandis que le malade devient souvent un peu plus abattu et est quelquefois plongé dans la stupeur, dans les formes graves. La diarrhée diminue le plus souvent pour faire place à la constipation. Les signes abdominaux persistent et on constate souvent, à ce moment, des tâches rosées. Les urines sont albumineuses. La température se maintient quelque temps entre 39° et 40°, puis elle baisse.

La période de déclin, plus ou moins longue, dure de trois à quatre jours jusqu'à huit jours et aboutit, le plus souvent par de grandes oscillations, à la température normale. Puis, la convalescence s'installe pour durer, en général, assez longtemps. Quelquefois, après une période d'apyrexie plus ou moins longue, allant de un à deux jours jusqu'à près d'un mois, on peut voir survenir une rechute avec les mêmes symptômes qu'à la première poussée ou bien des symptômes plus atténués. A cette rechute, peut en succéder une ou plusieurs autres.

Tous les symptômes que nous venons d'énumérer peuvent s'observer dans la fièvre typhoïde. Ils ne sont pas toujours au complet dans la fièvre paratyphoïde, et chez certains malades, il y a une symptomatologie extrêmement pauvre, tellement pauvre, qu'en dehors de la fièvre, de la fatigue générale et d'un peu de céphalée, l'examen est parfois négatif pendant toute l'évolution de la maladie. Tel le malade de l'observation XLIII.

Le bref exposé que nous venons de faire était nécessaire pour indiquer l'allure générale de la maladie. Il convient maintenant de reprendre les symptômes les uns après les autres, par appareil.

APPAREIL DIGESTIF. — La **langue** est rarement rôtie; le plus souvent, elle est chargée, mais humide, avec la pointe rosée ou rouge et les bords propres. La langue typhique, inflammatoire, sèche, saburrale et fendillée, ne se rencontre que dans les cas très rares, de même que les fuliginosités sur les lèvres, les dents et la langue.

Sur les lèvres, **l'herpès** est peut-être plus fréquent

que dans la fièvre typhoïde, mais sans atteindre une très grande fréquence. Nous l'avons noté dans 1/10 des cas environ.

Au **pharynx**, on ne trouve le plus souvent qu'un peu d'angine érythémateuse qui suffit pour amener une dysphagie notable dont le malade se plaint, malgré son abattement. Quelquefois, on trouve des **ulcérations** ressemblant absolument aux ulcérations décrites par Duguet dans la fièvre typhoïde. De ces ulcérations de Duguet, allongées, ovales, siégeant sur les piliers, sur la face interne des joues ou sur l'amygdale, il faut bien différencier certaines ulcérations d'origine herpétique, facilement reconnaissables à leurs contours arrondis, polycliques. Enfin, le muguet est rôti dans quelques observations concernant des formes graves.

L'estomac est quelquefois dilaté légèrement.

Les **vomissements** sont fréquents, surtout au début, où ils constituent un symptôme sans grande valeur ; ils peuvent se prolonger et appartiennent alors aux formes graves ; mais nous n'avons pas noté d'observation de vomissements incoercibles, non plus que d'hématémèse. Au début de la convalescence, au moment où l'on réalimente le malade, peuvent survenir quelques vomissements bilieux (obs. XIII).

Le creux épigastrique est fréquemment le lieu d'une douleur qui peut persister parfois dans toute la maladie. Cette **douleur épigastrique**, assez vive, signalée pour la fièvre paratyphoïde A par Dibos, est analogue à l'épigastralgie décrite par les classiques dans la fièvre typhoïde et n'a aucune signification pronostique ou diagnostique.

L'**abdomen** est parfois le siège de douleurs diffuses; presque toujours, un **météorisme** net apparaît à la première inspection, mais le ventre est peu tendu et se laisse déprimer.

Les fosses illiaques, particulièrement la droite, sont douloureuses à la pression qui détermine les gargouillements, persistent parfois même quand le malade est constipé.

Cette **constipation** est un des signes importants de la fièvre paratyphoïde. Elle y est beaucoup plus fréquente que dans la fièvre typhoïde à bacilles d'Eberth.

Dans celle-ci, une constipation durable n'existe que dans 3 pour 100 des cas et elle dénote, en général, d'après Barth, des cas graves. La constipation est beaucoup plus fréquente chez les paratyphiques, où elle fait souvent suite à une période de diarrhée, tandis que, dans la fièvre typhoïde, il y a fréquemment de la constipation au début, cédant rapidement la place à de la diarrhée.

La **diarrhée** est d'habitude d'abondance moyenne, 6 à 8 selles par jour au plus, bien rarement 15 à 18. Lorsqu'elle s'est installée, elle dure en général longtemps, persiste après la fin de la maladie, se prolonge parfois après la convalescence.

Cette diarrhée a, dans quelques cas, des caractères spéciaux qui ont été donnés comme pathognomoniques des selles paratyphiques. Ce serait, pour Lentz, une diarrhée liquide, d'odeur fade et putride; pour Etienne, très fétide, tandis que, dans la fièvre typhoïde, la diarrhée est de consistance purée de pois et sans odeur.

D'autres auteurs voient dans les diarrhées paratyphiques des débris grisâtres de muqueuse intestinale sphacélée qui seraient caractéristiques.

Nous n'avons relevé cette apparence que dans deux cas.

La diarrhée peut alterner avec la constipation ; la constipation peut être de règle au cours de la maladie ; alors l'apparition de la diarrhée pendant un jour ou deux fera penser soit à une aggravation de la maladie, soit, si elle se produit au cours de l'apyrexie, à une rechute.

Les **hémorragies intestinales,** complication des plus graves, ne manquent pas dans la fièvre paratyphoïde ; elles ont été observées par beaucoup d'auteurs, entre autres par Achard et Bensaude, par Sacquepée, Smith, Gwyn, Minet. Ce dernier a vu des hémorragies se produire à six reprises pendant cinq jours, amenant des symptômes d'anémie aiguë, puis revenir à deux reprises avec des évacuations sanglantes abondantes (1 litre) faisant craindre la mort.

Nous relatons plus loin (obs. LII) un cas d'hémorragie intestinale ayant eu parfois une allure grave, mais sans jamais faire prévoir une issue mortelle.

La fréquence des hémorragies serait, d'après les observations de Minet, à peu de chose près, la même dans les paratyphoïdes que dans la fièvre typhoïde. Minet, sur 60 cas de fièvres paratyphoïdes A ou B, trouve 3 observations d'hémorragie. Nous même en avons trouvé 2 cas sur 60. Dans la fièvre typhoïde, sur 10.000 observations colligées par Homolle, on arrive à une proportion de 4,65 pour 100.

La **perforation intestinale** peut se rencontrer également dans la paratyphoïde A. Nous n'en avons pas d'observation antérieure à l'autopsie relatée par Grattan et Wood : la mort était consécutive à la perforation de la seule ulcération visible sur l'intestin.

H. Bourges, sur 35 para A, a observé la proportion considérable de 3 **péritonites**. L'une d'elles, malgré la douleur abdominale, les vomissements verdâtres, la défense de la paroi, guérit. Le pouls était resté bon, à 90. Les deux autres se terminèrent par la mort. A l'autopsie, trois petites perforations dans un cas, une seule dans l'autre, les perforations siégeant dans les vingt derniers centimètres de l'intestin grêle.

Une autre perforation intestinale a été notée par Grenet et Fortineau et amena la mort malgré une intervention rapide,

D'autres fois, se présente le syndrome de la perforation intestinale pouvant se terminer par la mort, mais, à l'autopsie, on ne rencontre pas de perforation; c'est alors la **pseudo-perforation intestinale**, bien connue dans la fièvre typhoïde. C'est le cas du malade de Lavy-Valensi qui, au vingt-troisième jour d'une fièvre à paratyphus A, à plateau élevé, au troisième jour de la période d'apyrexie, présente tous les signes d'une perforation intestinale. Il meurt deux jours plus tard sans qu'on ait pu retrouver la moindre trace de perforation de l'autopsie.

La perforation intestinale est la cause la plus fréquente, mais non la seule de la péritonite. Ramond et Schultz ont observé un cas de **péritonite par propagation** au dix-neuvième jour d'une paratyphoïde paraissant bénigne. L'hypothermie brusque à 36°4, avec douleur abdominale, l'oligurie, l'accélération relative du pouls, l'absence de sang dans les matières firent porter le diagnostic de péritonite par perforation. Il n'y avait, cependant, ni défense abdominale, ni empâtement douloureux précis. La laparotomie médiane montra une petite quantité de sérosité transparente et inodore, dans un péritoine normal. Mort trois jours après l'intervention. A l'autopsie, collection suppurée à parois lâches et friables le long du bord externe du cæcum et du côlon. L'appendice était normal, la paroi externe du côlon et du cæcum ne présentait pas traces de perforation. Sur la paroi interne, au niveau de la collection purulente, ulcérations de surface variable, mais ne dépassant pas en profondeur la sous-muqueuse. Ulcérations un peu plus profondes, mais nullement perforables sur la partie terminale de l'iléon.

Il s'agissait donc bien d'une péritonite par propagation.

Le **foie** réagit beaucoup moins que la rate aux toxines du bacille paratyphique, il est le plus souvent normal. Dans le tiers des cas, on le trouve légèrement augmenté, douloureux à la pression. D'après Etienne, le foie est beaucoup plus fréquemment augmenté dans la fièvre paratyphoïde A que dans la fièvre typhoïde. Cette congestion douloureuse peut quelquefois donner lieu à de l'ictère, en général léger (Langlet, Bourges). Il ne faut pas s'en étonner, puisque l'on sait que les ictères à bacille para A, mais non accompagnés de symptômes typhiques, sont assez fréquents. L'ictère est dû souvent à de l'angiocholite. L'infection des voies biliaires peut s'étendre jusqu'à la vésicule; la cholécystite paraît assez fréquente et peut donner lieu aux mêmes troubles postérieurs que la cholécystite typhique.

L'angiocholite et la cholécystite s'accompagnent d'hypersécrétion biliaire ou tout au moins d'une sécrétion normale. Lorsque le parenchyme hépatique est touché lui-même, l'acholie se traduit par la décoloration des matières fécales. Cette décoloration est fréquente, mais sa courte durée indique que l'atteinte des fonctions hépatiques n'est que passagère.

La **rate** est presque toujours touchée dans la fièvre paratyphoïde. Nos observations donnent, en effet, 90 pour 100 d'hypertrophie splénique à un moment quelconque de la maladie. Cependant, pour Lentz, la rate serait petite et dure. Coyon et Rivet trouvent la rate augmentée de façon inconstante et peu considérable. Dibos constate son hypertrophie dans les trois quarts des cas. Les autres auteurs la trouvent grosse à peu près dans le même pourcentage que nous.

Cette hypertrophie n'est pas toujours notable, et il ne faut pas s'attendre à percevoir la rate toujours facilement à la palpation, mais la recherche de la matité indique que celle-ci est augmentée, qu'elle a, au moins, trois à quatre travers de doigt.

La rate n'est pas toujours hypertrophiée dès le début de la maladie; dans un assez grand nombre de cas, elle l'a même été assez tardivement; elle peut augmenter pendant la défervescence et jusqu'au début de l'apyrexie.

En général, la régression de la rate pendant la convalescence est assez lente, surtout lorsque l'hypertrophie a été considérable.

En rapport avec l'appareil digestif, un certain nombre de symptômes généraux sont à noter. C'est tout d'abord l'**anorexie** du malade, symptôme extrêmement fréquent, on peut dire constant au début et pendant toute la durée de la maladie ; ce n'est pas avant la période de déclin qu'il disparaît. Le début de la convalescence est toujours marqué par un appétit assez intense.

La **soif** est également un symptôme de début très fréquent. On conçoit très bien qu'elle soit causée par la température, la diarrhée, des sudations extrêmement abondantes.

L'**amaigrissement** peut être intense, surtout dans les paratyphoïdes à forme prolongée avec rechutes et l'on peut voir des abaissements du poids de 15 à 16 kilogrammes, et même davantage. Cet amaigrissement disparaît assez rapidement lorsqu'on reprend l'alimentation pendant la convalescence.

APPAREIL RESPIRATOIRE. — L'appareil respiratoire est touché d'une façon extrêmement inconstante dans les paratyphoïdes et variable, semble-t-il, suivant les épidémies.

Tandis que, par exemple, dans la IVe Armée, Dibos et Langlet notent de nombreuses complications respiratoires et admettent que ce sont les plus fréquentes, Minet en trouve assez peu. Ces complications sont, pour lui, beaucoup moins fréquentes dans la paratyphoïde que dans la typhoïde.

Les **épistaxis** sont plus rares dans la paratyphoïde A que dans la fièvre typhoïde. Tandis que Louis et Barth trouvent 91 épistaxis sur 156 observations de typhiques, Langlet n'en trouve qu'un sixième des cas de para A. Etienne les constate de façon exceptionnelle. Nous n'en avons trouvé que dans 25 pour 100 des cas.

L'épistaxis peut revêtir toutes les intensités, depuis l'épistaxis très légère dans laquelle quelques gouttes de sang ne coulent que lorsque le malade se mouche, jusqu'à l'épistaxis abondante, répétée, nécessitent un tamponnement comme dans une observation de Job.

La **laryngite** est fréquente, mais elle est toujours légère. On n'a pas signalé de laryngoparatyphus analogue au laryngotyphus.

La **bronchite** est le symptôme respiratoire le plus fréquent de la paratyphoïde. Il y a presque toujours un peu de bronchite ou de trachéo-bronchite caractérisée par de la toux avec ou sans expectoration et, à l'auscultation par des sibilances, des ronchus, surtout au niveau des grosses bronches; la congestion des bases s'y associe souvent, amenant de la matité, de la diminution de la respiration, parfois même quelques râles. J. Minet a observé un cas de **congestion** du sommet, simulant la tuberculose.

L'**infarctus** peut se rencontrer : nous l'avons noté dans deux observations. Dans un cas (obs. XXVI), il fut bénin; dans l'autre, il s'associait à de la broncho-pneumonie et amena la mort (obs. LIII).

La **broncho-pneumonie** est la complication de beaucoup la plus grave de la paratyphoïde ; c'est elle qui emmena le malade dans le seul cas mortel dont nous relatons l'observation. Cependant, il n'en est pas toujours ainsi, et une observation de Coyon et Rivet concerne un malade atteint de paratyphoïde A avec rechute compliquée de broncho-pneumonie et de phlébite, qui finit par guérir. Enfin, on peut constater de la **spléno-pneumonie,** parfois à évolution lente et susceptible de rechutes prolongées (J. Minet).

Les **plèvres** peuvent être touchées. Dans plusieurs observations nous notons, à un moment donné, quelques frottements mettant en évidence la pleurite d'une base. Les pleurésies avec grand épanchement, quoique rares, sont cependant observées. Elles peuvent être séro-fibreuses comme dans une observation de Bourges, légèrement hémorragiques ou bien purulentes; parfois même on peut constater le passage d'un épanchement séreux à l'épanchement purulent avec intermédiaire hémorragique. Ainsi que Giroux constate au vingt-deuxième jour d'une paratyphoïde une douleur vive du côté gauche, début d'une pleurésie à petit épanchement; la ponction amène un liquide citrin, légèrement trouble; l'épanchement reste stationnaire, mais devient légèrement hémorragique au bout de quelques jours. La formule cytologique est lymphocytaire avec de très nombreux globules rouges. Le liquide devient de plus en plus trouble, puis vraiment purulent et finit par former un liquide épais, brun chocolat, contenant un très grand nombre de polynucléaires dont la plupart altérés. Ce liquide ne contenait ni bacilles de Koch, ni bactéries banales. Les cultures donnèrent du paratyphique A pur.

Dans le plus grand nombre de cas, avec un point de

côté violent, des crépitations sous-pleurales apparaît une lame mince de liquide riche en polynucléaires. Exsudats pulmonaire et pleural se résorbent alors assez lentement.

Le symptôme fonctionnel le plus remarquable dû à l'atteinte de l'appareil respiratoire est la **dyspnée**. Cette dyspnée est fréquente lorsqu'il y a de la pleurésie, de la broncho-pneumonie ou simplement une congestion marquée des bases, mais on peut la trouver sans aucun signe stéthoscopique chez des malades qui transpirent abondamment et qui présentent une angoisse respiratoire particulière (Lenglet).

Dans une de nos observations (obs. LIX), nous verrons que la dyspnée, jointe à un peu de cyanose des ongles et à une température quelque peu irrégulière, fit penser à un moment à de la granulie.

Les phénomènes pleuro-pulmonaires, le plus souvent secondaires, peuvent parfois commencer la maladie et constituer un **pneumo-paratyphus** (J. Minet, Raymond, Orticoni et Parisot).

APPAREIL CIRCULATOIRE. — L'appareil circulatoire, au cours d'une fièvre paratyphoïde qui évolue normalement ne présente guère à étudier que le pouls. A l'auscultation, en effet, le cœur est absolument normal. Le premier bruit peut être, dans certains cas, légèrement sourd, mais sans que ce symptôme puisse être considéré comme grave.

Pour quelques auteurs, le **pouls** serait rapide dans la fièvre paratyphoïde, contrastant ainsi avec la fièvre typhoïde. Pour Bainbridge, il est d'habitude aux environs de 110 et ce pouls rapide n'indique pas la gravité de la maladie. Depuis que l'on a vu des épidémies de paratyphoïde A en plus grande quantité, il semble que l'on soit revenu à une autre opinion.

Pour Levy-Valensi, le pouls suit la courbe thermique, il est de 80 à 100, mais on constate à la période apyrétique un ralentissement marqué, 60 et même moins, 48, 52, 54. Le seul malade dont Levy-Valensi vit le pouls se maintenir à 80 après l'apyrexie eut une rechute.

Étienne trouve que l'écart entre les lignes du pouls et de la température est encore plus marqué dans la fièvre paratyphoïde A que dans la fièvre typhoïde à à Eberth. La dissociation des deux symptômes est encore constatée par Dibos, Lenglet et la plupart des auteurs. Coyon et Rivet trouvent le pouls plutôt lent, de 70 à 90.

Il nous a semblé que le pouls était assez variable dans la paratyphoïde ; le plus fréquemment, il est entre 70 et 90, mais il peut, dans des fièvres paratyphoïdes qui ne sont pas graves, monter à 100 et même 110. Pendant la convalescence si le pouls se ralentit parfois, il peut aussi s'accélérer, réagissant aux moindres excitations, telles qu'un changement de position, même minime, ou encore du fait de la réplétion gastrique.

La question du dicrotisme n'est pas non plus absolument tranchée. Pour Dibos, le pouls n'est jamais dicrote. Coyon et Rivet le trouvent 4 fois seulement sur plus de 60 malades.

Ces chiffres nous paraissent un peu trop faibles ;

sans doute, on n'a peut-être pas toujours noté dans les observations que le pouls était dicrote, alors qu'il l'était en réalité; mais sur 60 observations, nous avons trouvé le dicrotisme constaté certainement dans plus de 15 cas. Lorsque le dicrotisme du pouls, après avoir été bien net, disparaît, sans que cependant la température et l'état général s'améliorent, cette disparition traduit souvent de la faiblesse cardiaque.

Les complications d'ordre circulatoire étaient considérés par Thoinot et Ribière en 1913, dans le *Traité de Médecine*, comme rares; ils ne signalaient que les phlébites de la convalescence et pour eux, l'insuffisance myocardique devait être attribuée à une prédisposition ou à une tare cardiaque antérieure.

Il n'en est pas toujours ainsi. Minet, sur 60 paratyphoïdes A ou B, note 19 fois l'atteinte de l'appareil circulatoire, dont 9 fois par le bacille A. Il n'a observé ni endocardite, ni péricardite. L'**endocardite** existe cependant, comme l'indiquent les observations de Sacquepée, Burnet et Weissenbach, trouvant à l'autopsie, dans un cas, une endocardite aiguë végétante des valvules aortiques, et, dans un autre, de l'endocardite plastique des orifices mitral et pulmonaire. Une **péricardite** terminale est notée par Bedos, Babonneix et Robin.

La **myocardite** peut être extrêmement grave et aboutir à la mort (Grenet et Fortineau); le plus souvent, elle est légère et présente alors les symptômes généraux de la myocardite typhique. Cependant une allure spéciale peut quelquefois la différencier de la description classique de Stokes dans la myocardite typhique.

Dans la fièvre paratyphoïde A, par ordre de fréquence décroissante, on constate de la faiblesse du pouls, de l'embryocardie, de l'assourdissement des bruits, de la tachycardie, un pouls inégal, la disparition du choc de la pointe, de l'arythmie, de la cyanose périphérique, le prolongement ou le dédoublement du deuxième bruit (Minet).

Les signes physiques de la myocardite doivent être cherchés minutieusement tous les jours ; le pouls faible d'abord, devient inégal, puis arythmique. L'embryocardie, dans la fièvre paratyphoïde, a un pronostic beaucoup moins grave que dans la fièvre typhoïde. Si elle survient dans les cas graves, on la voit aussi survenir dans les cas bénins, à l'état de symptôme isolé, sans autre signe d'atteinte cardiaque. Un pronostic grave ne doit être porté que si elle est associée à d'autres symptômes d'insuffisance myocardique.

L'embryocardie peut persister longtemps, même pendant l'apyrexie.

L'arythmie n'a pas, non plus, la même importance que dans la fièvre typhoïde. Dans une observation d'Achard, une arythmie intense ne fit jamais penser à une atteinte très grave du myocarde et le malade guérit parfaitement.

La bradycardie n'est, à proprement parler, que l'exagération d'un symptôme fréquent dans la fièvre paratyphoïde, le ralentissement du pouls. Cette complication a été signalée pour la première fois par Baumel et Roger au cours d'une fièvre paratyphoïde A, qui lui attribuèrent une origine nerveuse (épreuve de l'atropine positive).

Dans un de nos cas, l'épreuve de l'atropine ne fut pas faite, mais la bradycardie put être considérée comme totale par suite de l'inspection comparée des pouls veineux et radial. Le pouls descendit jusqu'à 38. La bradycardie disparut complètement par la suite.

Les complications vasculaires les plus fréquentes de beaucoup sont les **phlébites**. Nous les constatons dans 2 cas sur 60 observations. En général, elles ne sont pas graves; elles guérissent parfaitement; la seule complication à redouter en est l'embolie pulmonaire. Elles sont absolument semblables aux phlébites typhiques et surviennent de préférence au début de la convalescence ou à la période de défervescence.

L'artérite est beaucoup plus rare. Une observation de Bedos, Babonneix et Robin se rapporte à un malade de vingt-trois ans qui ressentit brusquement une douleur vive localisée en deux points sur la partie moyenne de la face externe de la jambe gauche et au mollet du même côté. L'examen physique de ces deux points était négatif au début; quelques heures plus tard apparut, à l'endroit douloureux, une plaque érythémateuse, elliptique, plus froide que les tissus voisins et insensible, tandis que les battements artériels disparaissaient à la pédieuse et à la tibiale postérieure; peu à peu la plaque devint au centre violet noir et insensible avec des bords rouges et très douloureux. De nouvelles petites plaques apparurent, tendant à se réunir à la grande et le malade mourut huit jours après le début d'artérite avec des signes de péricardite sèche le dernier jour.

Il resterait, pour être complet, à parler de l'état du

sang dans la fièvre paratyphoïde. Nous n'avons trouvé qu'un seul travail à ce sujet, celui de Gütig, qui constate chez les paratyphiques, comme chez les typhiques, de la leucopénie avec prédominance des mononucléaires.

SYSTÈME NERVEUX. — Le symptôme, le premier en date et le plus fréquent puisqu'on le constate à peu près chez tous les malades, est la céphalalgie. Nous l'avons trouvé dans 95 pour 100 de nos observations.

Cette céphalalgie, survenant le plus souvent en même temps que les frissons du début, est intense et, les premiers jours, véritablement accablante. Elle peut avoir des sièges différents, être frontale, occipitale, ou bien tenir toute la tête en casque ; elle s'atténue peu à peu et disparaît, en général, vers le huitième jour, pour ne reparaître qu'à certains moments, par exemple le soir, vers 4 à 5 heures, au moment où la température remonte, ou bien pendant la nuit où elle empêche souvent le sommeil. Elle peut être tellement intense au début qu'elle ressemble à la céphalée méningitique et qu'elle arrache des cris au malade, comme le note Achard dans un cas de paratyphoïde A à début méningitique.

La céphalée s'accompagne souvent d'une certaine prostration, rarement de stupeur ; le τῦφος véritable de la fièvre typhoïde est rare ; le malade se sent le plus souvent fatigué, mal en train, mais il n'a pas de stupeur à proprement parler.

Avec ces deux symptômes, le plus fréquent au début

est la **somnolence**, qui s'accompagne souvent **d'insomnie**. Le malade, somnolent pendant la journée, n'a pas de véritable sommeil pendant la nuit, ou bien le moindre sommeil est interrompu par des cauchemars, ou par des accès de sudation intense.

Le **délire** peut s'observer, quoique bien moins fréquent que dans la fièvre typhoïde On peut voir au début un délire banal, ressemblant au délire du début de la fièvre typhoïde, de la pneumonie ou de toute pyrexie. Parfois le délire prend un aspect systématisé. Vers la défervescence ou même pendant la convalescence, il n'est pas rare de constater, comme dans l'observation LVII, un délire que l'on peut attribuer à l'inanition prolongée du malade.

Il peut même y avoir de véritables **psychoses**, Merklen en a rapporté 3 observations. Dans une quatrième, la psychose se compliquait d'idées post oniriques. Cette psychose, avec ses caractères classiques, entravant l'exercice des facultés supérieures et libérant l'automatisme, n'évolue guère qu'au cours des formes graves de paratyphoïde, soit au début de la maladie, soit dans les périodes d'aggravation. Certaines modalités du délire exagèrent la mentalité antérieure de l'individu : un individu d'habitude triste, faisait par exemple de la dépression, du mutisme et prenait une attitude méfiante.

Les troubles sensitifs sont peu fréquents. Cependant on peut constater de l'**hyperesthésie cutanée**, des **névralgies**. Dans l'observation XXXVII, on nota une névralgie du phrénique très nette, le nerf étant douloureux à la pression sur tout son trajet.

L'hyperesthésie peut se combiner avec des paralysies ou tout au moins des parésies, ainsi que dans une observation de Job où l'hyperesthésie des masses musculaires des cuisses et des jambes coïncide avec de la parésie des membres inférieurs.

Les **douleurs musculaires** sont, sinon fréquentes, au moins peu rares et parfois pénibles. L'atteinte musculaire peut consister en crampes, en tremblements, en tétanie, en paralysie pouvant aboutir au coma complet. Le **tremblement** ne se rencontre que dans les cas graves, au niveau de la langue, des lèvres, quelquefois au niveau des mains. On peut en rapprocher les soubresauts tendineux, qui s'observent également dans les formes ataxo-adynamiques. Les **crampes** sont d'un pronostic beaucoup moins grave et se trouvent dans le courant de la maladie et surtout au début de la convalescence.

La **tétanie** a été rencontrée par Bedos, Babonneix et Corone chez un prédisposé, sujet à des accidents convulsifs répétés de l'enfance, et qui, dans une paratyphoïde A, après un bain tiède, fit une crise de tétanie avec main d'accoucheur classique, secousses cloniques, spasme de la glotte. Après la crise qui dura 4 heures on constatait le signe de Chvostek et l'hyperexcitabilité galvanique des nerfs.

Des **paralysies** ont été notées par Achard et Bensaude. Le **coma** peut être consécutif aux accidents nerveux, ainsi que dans l'observation de Sarrat, relatée par Job et Ballet, où le coma était dû à une congestion intense de la pie-mère dans la région fronto-pariétale, ne s'étendant pas au cerveau, au moins macroscopiquement.

Les **réflexes**, au cours de la paratyphoïde, sont le plus souvent normaux, quelquefois augmentés, rarement diminués.

Les **sphincters** sont quelquefois touchés. Marklen a étudié cette atteinte des sphincters au cours de la paratyphoïde A. La rétention d'urine, pour lui, est due à la contracture de l'urètre postérieure et du col de la vessie. Elle est fréquemment en rapport avec une prédisposition nerveuse et se rencontre de préféeence chez des malades ayant eu du délire ou des crises d'ordre pithiatique.

L'incontinence d'urine est souvent passagère, due plutôt à un trouble fonctionnel de la vessie qu'à une atteinte toxique des centres médullaires; c'est ce que semble démontrer son caractère transitoire, son alternance avec la rétention dans l'origine sphinctérienne est très probable.

L'incontinence des matières est assez fréquente, surtout dans les cas où la diarrhée est très liquide et elle s'explique alors facilement chez un malade plus ou moins plongé dans la stupeur.

L'incontinence simultanée des matières et des urines peut être attribuée plutôt à un double relachement des sphincters, par action réflexe du premier spincter frappé sur le second, qu'à une agression contemporaine des centres vésicaux et rectaux.

Les **organes des sens** sont peu souvent touchés, sauf l'organe de l'audition. Il n'est pas rare de constater un certain degré de surdité ou encore de l'hyperacousie douloureuse, le malade étant désagréablement impressionné par le moindre bruit, par la voix haute.

Plus importante est l'**otite** suppurée qui n'est pas rare, puisque nous l'avons constatée dans 4 cas. Celle-ci peut aboutir à la **mastoïdite**, comme dans l'observation d'Achard, où le malade eut successivement de l'otite, de la mastoïdite, de la phlébite et de l'érysipèle.

Guillain et Barré ont observé comme premier symptôme d'une paratyphoïde A une **paralysie du moteur oculaire commun**, accompagnée de **névrite optique** légère : amblyopie, œdème et congestion de la rétine, vaisseaux tortueux. Une localisation basilaire méningée expliquerait d'autant mieux cette association qu'il s'y ajoutait l'abolition des réflexes tendineux. Cependant le liquide céphalo-rachidien était absolument normal, ce qui rend plus probable l'hypothèse d'une névrite infectieuse ou toxique.

Les symptômes nerveux peuvent se grouper quelquefois pour constituer un **syndrome méningé**, qui a été constaté par un assez grand nombre d'auteurs. Achard note un début par phénomènes méningés et en deux temps; le malade est pris de céphalalgie intense avec cris, agitation, délire, sans Kernig; la température est à 40°4; le liquide céphalo-rachidien présente un peu de lymphocytose, puis la température tombe au bout de deux jours. quatre à cinq jours après, réascension progressive, apparition de stupeur, sans diarrhée, ni taches rosées, et évolution en quarante jours d'une paratyphoïde normale à partir de ce moment.

Coyon et Rivet notent une réaction méningée chez 3 malades sur 60, avec, à l'entrée, raideur de la nuque et Kernig transitoires; enfin Tolmer et Weissenbach observent une méningite cérébro-spinale aiguë à bacilles paratyphiques dans laquelle le liquide céphalo-rachidien contenait le bacille paratyphique A, et qui se termina au bout de quarante-huit heures par la mort; à l'autopsie on constata en outre des lésions nerveuses, des ulcérations de l'intestin grêle.

Rathery et Vansteenberghe ont étudié au cours des maladies typhoïdes, le syndrome méningé associé à l'azotémie. Dans leurs cas, qui comprennent 2 paratyphoïdes A sur 10 malades, il n'y a pas, à proprement parler, méningite, il y a seulement syndrome méningé avec raideur de la nuque, Kernig, contracture, vomissements, constipation, céphalée opiniâtre, le liquide céphalo-rachidien restant clair, légèrement hypertendu sans augmentation de l'albumine normale, avec une cytologie normale, et ne montrant aucun organisme soit à l'examen direct, soit en culture. Chez ces malades, l'urée du sang était augmentée, variant de 0,48 à 4,50 pour 100. Ces chiffres ont une valeur d'autant plus grande que tous les malades étaient maintenus au régime lacté absolu. Chez les deux malades atteints de paratyphoïde, on notait pour le premier 0,48 d'urée pour 100, un liquide céphalo-rachidien limpide ; les accidents méningés étaient survenus le dixième jour ; mort le vingt-sixième par septicémie. Chez le second, il y avait 1 gr. 08 pour 100 d'urée ; les accidents méningés, survenus le douzième jour, cédèrent peu à peu et le malade guérit.

Rathery et Vansteenberghe admettent que le syndrome méningé, survenant au cours, et non pas au début d'une maladie typhoïde, serait fonction d'absthémie, liée elle-même à l'insuffisance de la dépuration urinaire.

GLANDES A SECRÉTION EXTERNE. — Le **rein** est touché très fréquemment dans la fièvre paratyphoïde. Les urines sont en faible quantité, foncées, et contiennent souvent de l'albumine. Coyon et Rivet notent chez presque tous leurs malades (38 sur 50), le syndrome décrit par Robin chez les typhiques, c'est-à-dire trois disques superposés d'indican, d'albumine et d'urates après addition d'acide nitrique.

L'albuminurie est un peu moins fréquente dans nos observations; nous ne la trouvons que dans 54 pour 100 des cas. Cette albuminurie peut être extrêmement variable : depuis de très légères traces indosables et transitoires jusqu'au disque épais, véritable fromage d'albumine. Peu à peu l'albuminurie disparaît, et elle n'a jamais persisté dans nos observations après la convalescence.

Les urines, en faible quantité au début, présentent au moment de la défervescence une crise remarquable. Cette crise permet dans certains cas, lorsque la température ne baisse pas en même temps, d'attribuer l'hyperthermie à une complication d'ordre non paratyphique. C'est ce qui est arrivé et a été vérifié dans l'observation LII.

En dehors de l'albuminurie, qui est le phénomène le plus fréquent, on peut noter des **hématuries** ou même de l'**infection urinaire.** L'infection urinaire est d'autant plus facile à comprendre que normalement, au cours de la paratyphoïde, le bacille s'élimine en partie par les urines.

L'infection urinaire qui, dans certains cas, est due au bacille paratyphique lui-même, peut être sous la dépendance d'un autre microbe (obs. d'Achard, colibacille).

Si le rein est parfois paresseux, les glandes sudoripares, au contraire, sont le siège d'une secrétion très active. La **transpiration** est abondante dans presque tous les cas. avec souvent des suées précoces sur lesquelles Etienne a appelé l'attention. Ces suées procèdent souvent par poussées, qui peuvent s'accompagner de frissons, même en dehors d'élévation thermique (Coyon et Rivet), et parfois de phénomènes dyspnéiques. Les sueurs, déjà abondantes spontanément, sont encore augmentées de façon considérable par les antithermiques, tel que l'aspirine. Etienne considère les suées abondantes comme si caractéristiques de la paratyphoïde, qu'il rapporte à cette affection la forme sudorale décrétée par Jaccoud dans la dothiénentérie.

Les autres glandes peuvent être touchées : les thyroïdites, les mammites, les parotidites sont relativement fréquentes. L'observation LII concerne une parotidite non suppurée évoluant assez rapidement, après incision et drainage. H. Roger a observé une mammite suppurée dont le pus contenait le bacille paratyphique; enfin Giroux a observé sur 57 paratyphiques, 2 cas d'orchi-épididymite; un de ces cas n'est pas indiqué nettement comme dû au paratyphique A ou B; le deuxième concerne le paratyphique A : une orchite débute trois jours après la défervescence, la queue et le corps de l'épididyme étant augmentés de volume et douloureux ; quelques jours après, apparition d'un épanchement léger dans la vaginale ; la complication évolue lentement, le malade quittant l'ambulance non complètement guéri.

Rappelons que, chez les typhiques, l'orchite est rare ; elle arrive surtout dans la convalescence, frappe rarement l'épididyme et évolue en 10 à 12 jours.

PEAU. REVÊTEMENT CUTANÉ ET SQUELETTE. — Les déterminations cutanées de la fièvre paratyphoïde A, les plus fréquentes de beaucoup, sont les **taches rosées**. Elles sont souvent beaucoup plus abondantes que dans la fièvre typhoïde ; mais on ne les trouve pas de façon constante.

Dibos les constate dans la moitié des cas ; Lenglet dans le tiers seulement. Dans nos observations, on peut les noter de façon certaine dans 56 pour 100 des cas.

Elles ont, le plus souvent, des caractères assez nets : une coloration rose violacée avec parfois un point central de nuance plus accentuée ; elles ont de 1 à 3 millimètres de diamètre, sont souvent un peu saillantes avec un point médian plus élevé, pouvant simuler une minuscule vésicule. Elles apparaissent en poussées successives, souvent tardivement ; elles peuvent se montrer de nouveau au cours des rechutes ; leur nombre est quelquefois minime, 2 ou 3 ; en moyenne, elles sont au nombre de 12 à 15 ; elles peuvent quelquefois donner naissance à de véritables formes exanthématiques (obs. XIII). Grenet et Fortineau ont observé un malade dont les téguments avaient un aspect presque scarlatiniforme ; on constatait, en outre, un exanthème vélo-palatin scarlatiniforme et une rougeur intense de la langue qui desquama les jours suivants. Il n'y eut pas de desquamation cutanée.

Les éruptions autres que les taches rosées que l'on peut rencontrer sont des éruptions purpuriques ou de sudamina.

Le **purpura** a été observé par Job au Maroc chez un enfant de douze ans qui, au cours d'un paratyphus A d'intensité moyenne, fut pris le huitième jour d'epistaxis tellement abondantes que le tamponnement fut nécessaire. Le surlendemain apparaissent des taches purpuriques sur le front, puis sur tout le corps, atteignant le diamètre d'une pièce de 0 fr. 50 ; le même jour, hémorragies gingivales, crachats hémoptoïques, râles fins dans les deux poumons ; hématurie, ecchymose sous-conjonctivale ; mort le quatorzième jour. Job est d'avis que, dans ce cas, il s'agit non pas d'une coïncidence de purpura et de fièvre typhoïde, mais que le purpura fut bien causé par le bacille paratyphique A.

Les **sudamina** sont d'autant plus fréquents au cours de la fièvre paratyphoïde que les accès de sudation sont eux-mêmes intenses ; ils présentent les caractères ordinaires et nous n'y insisterons pas.

L'**herpès** a été donné comme signe diagnostique important entre la fièvre typhoïde et la fièvre paratyphoïde. En réalité, on ne le trouve pas d'une façon très fréquente. Coyon et Rivet comptent 1 cas sur 60 malades ; nous en trouvons 3 cas sur 60 observations en admettant comme herpès des angines d'allure herpétique.

Au cours du paratyphus, le tégument peut s'infecter facilement; comme dans la fièvre typhoïde, il peut se produire des **abcès** au point où ont été pratiquées des injections thérapeutiques (obs. LII). Les **eschares** sont rares (notées par Job et Ballet, par Bedos, Babonneix et Robin). Une **ostéite** a été constatée au niveau du sacrum dans l'observation LIV.

Parmi les manifestations tégumentaires, nous signalerons l'**alopécie**, qui peut être aussi prononcée que dans la fièvre typhoïde éberthienne.

PHÉNOMÈNES GÉNÉRAUX. — Le début d'une fièvre paratyphoïde A est souvent marquée par des **frissons**.

Nous les avons constatés dans 40 pour 100 des cas. Ces frissons sont rarement intenses et uniques, mais forment plutôt une série de frissonnements; ils n'ont, d'ailleurs, rien de particulier et se rapprochent beaucoup, quoiqu'on en ait dit, des frissons de la fièvre typhoïde que Louis avait noté 31 fois sur 33 cas.

L'ascension thermique se fait brusquement dans quelques cas, au point que le malade peut indiquer à quel moment de la journée la température a monté.

Dans un certain nombre d'observations, l'ascension s'est faite brusquement, en une seule poussée, de la normale à 39° ou 40°. Le plus souvent, elle se fait en deux ou trois jours par oscillations acendantes, à peu près comme dans la fièvre typhoïde, mais cependant de façon un peu plus rapide.

Levy-Valensi a classé les **courbes thermiques** des fièvres paratyphoïdes en trois types principaux :

1° *Courbes sans plateau ou type bref.* — La température monte à 39 ou 40 le troisième ou le quatrième jour, puis baisse progressivement.

2° *Courbes à plateau haut.* — Après avoir atteint à 39 ou 40, le tracé thermique décrit des oscillations autour de cette température, puis tombe assez brusquement à la température normale.

3° *Courbes à plateau bas.* — La température décrit d'abord une ascension à 39 ou 40, descend sans s'arrêter, puis se maintient quelques jours autour de 38, faisant un plateau à cette température; finalement, chute à la température normale.

Levy-Valensi admet des types intermédiaires à plateau haut, puis bas, enfin des types irréguliers.

Nous voudrions insister plus particulièrement sur une association de courbes sans plateau qui réalisent un type véritablement ondulant. Deux courbes se raccordent en un point de contact situé plus ou moins haut, quelquefois autour de 38,5 ou 39, si bien qu'on ne peut pas parler de réversion; quelquefois le point de jonction entre les deux courbes est beaucoup plus bas, autour de 37,8 ou 38, et il y a véritablement une réversion. Enfin la première courbe peut descendre jusqu'à la température normale, se maintenir quelques jours, et alors la deuxième poussée constitue une rechute, qui pourra elle-même être suivie de réversion ou d'autres rechutes.

Type ondulant, type à réversion, type à rechute se rencontrent très souvent dans la fièvre paratyphoïde A, et nous semblent avoir une réelle importance au point de vue du diagnostic quand ils existent.

Les **rechutes** sont fréquentes, beaucoup plus que dans la fièvre typhoïde, où Murchison en trouve dans 3 pour 100, Jaccoud dans 9 pour 100 de cas.

Elles existent dans 28 pour 100 de nos observations.

L'intervalle apyrétique qui précède la rechute peut être plus long que dans les affections éberthiennes.

Jaccoud trouve des intervalles au maximum de onze à quinze jours et en conclut qu'après dix jours, dans une fièvre typhoïde, la rechute est moins à craindre. Nous avons trouvé les rechutes dans la paratyphoïde A après seulement un jour d'apyrexie, quelquefois aussi après plus d'un mois.

Elles sont souvent annoncées avant même la montée de la température par une diarrhée passagère, si la constipation était de règle au cours de la maladie. En général, il y a recrudescence de la plupart des symptômes et surtout de la céphalée, qui avaient diminué au cours de la première poussée, mais la plupart des symptômes sont moins accentués dans la rechute qu'ils ne l'étaient au début. La température peut monter aussi haut, ou même plus haut que dans la poussée ou dans les poussées précédentes, mais, en général, la défervescence est plus brusque. La gravité des rechutes est le plus souvent moindre que celle de la première poussée; cependant, un certain nombre de rechutes successives peuvent amener la mort. C'est ainsi qu'un malade qui a fait l'objet d'une observation inédite de

MM. Devic et Durand finit par mourir après plusieurs rechutes.

Nous joignons à ce paragraphe quatre tracés thermométriques, où l'on a pu saisir la courbe à son début; l'un d'eux (obs. III, Porp.) représente une évolution très courte, courbe sans plateau de Levy-Valensi. Un autre (obs. XXV, Clav.) rentrerait plutôt dans la catégorie des courbes à plateau haut, suivie d'un plateau bas; mais on y distingue déjà l'allure ondulante sur laquelle nous insistons. La courbe de l'observation XLIII, Port. constitue un exemple de rechute survenue après une semaine d'apyrexie. Enfin, dans la dernière courbe, l'aspect ondulant est tel que l'on songerait volontiers à une fièvre de Malte.

COMPLICATIONS

Nous avons vu en étudiant les appareils la plupart des complications de la fièvre typhoïde. Nous rappellerons simplement ici que ces complications, dues au bacille paratyphique, sont surtout d'ordre cardiaque, pleuro-pulmonaire ou nerveux.

Le paratyphus A peut se compliquer par l'association de maladies dues à d'autres microbes que le bacille paratyphique : telle est l'association à la fièvre paratyphoïde A d'une fièvre à bacille d'Eberth ou d'une fièvre à bacille paratyphique B. Nous n'y insisterons pas et nous renvoyons à deux de nos observations, dans lesquelles la fièvre paratyphoïde A succéda à une fièvre typhoïde typique dans l'une, à une fièvre paraty-

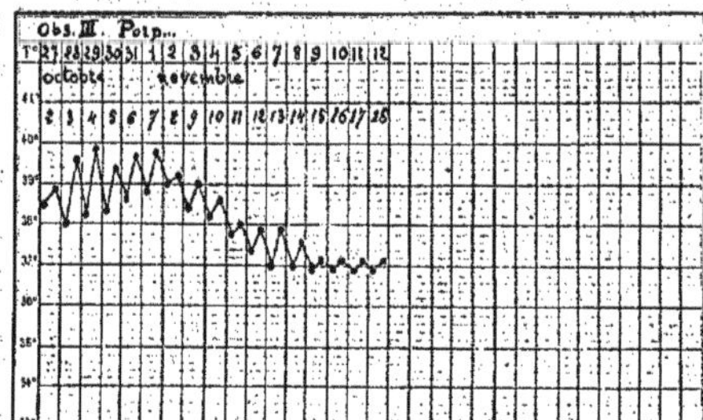
Obs. III. Porp...
octobre
novembre

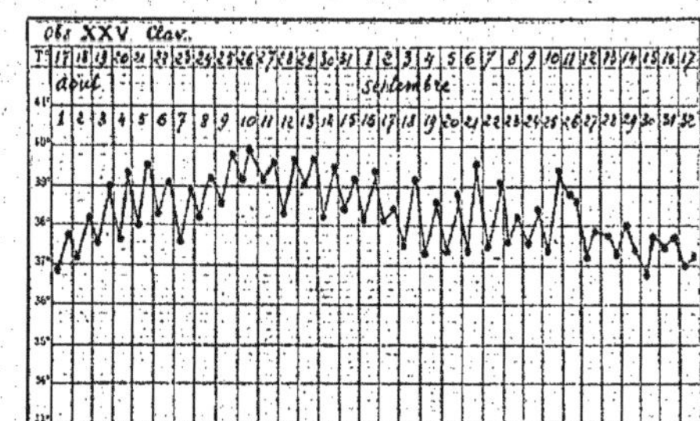
Obs. XXV. Clav..
Août
Septembre

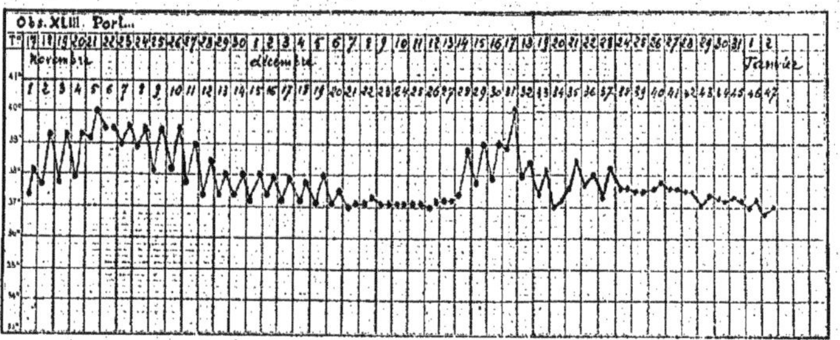
Obs. XLIII. Port...
Novembre
décembre
Janvier

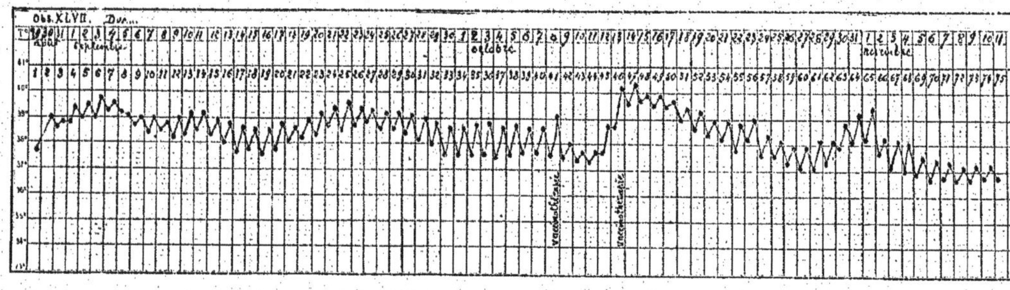
Obs. XLVII. Dur...
Août
Septembre
octobre
novembre

phoïde B dans l'autre. Dans les deux cas, les diagnostics successifs furent basés sur l'hémoculture.

Castellani a même observé une infection triple à la fois par le bacille paratyphique A, le bacille paratyphique B et le bacille d'Eberth; les trois microbes furent isolés des matières, le sérum du malade agglutinait fortement les trois.

Nous ferons remarquer à ce sujet, après Jeanselme et Agasse-Lafont, qu'il y a danger à soigner des paratyphiques au contact de typhiques ou des paratyphiques A au contact de paratyphiques B.

Une infection très fréquente au décours de la fièvre paratyphoïde A est l'érysipèle. Elle a été notée par beaucoup d'auteurs et nous en trouvons trois cas dans nos observations.

Formes cliniques. — Etienne décrit pour les fièvres paratyphoïdes en général quatre types cliniques différents :

1° Un type suraigu avec symptômes d'entérite hypertoxique, dû à l'absorption massive d'éléments microbiens et surtout d'endotoxines. C'est ce qui se produit fréquemment au cours d'infections par le bacille de Gaertner ou de bacilles semblables (noces de Cholet).

2° Type aigu typhoïdique.

3° Type atténué.

4° Type hépatique.

Nous n'avons pas trouvé d'observations du premier type. Nous avons éliminé les observations à type hépatique. Il resterait seulement le type aigu hépatique et le type atténué.

Il nous semble plus logique de classer nos observations en :

1° Formes atténuées et bénignes dans lesquelles la température ne s'élève pas très haut, descend presque immédiatement, réalisant en quelque sorte la courbe sans plateau de Levi-Valensi.

2° Formes moyennes avec plateau haut ou plateau bas ou bien une des deux courbes sans plateau.

3° Formes prolongées par rechutes.

4° Formes compliquées ou associées à d'autres maladies.

5° Enfin, formes remarquables par la prédominance de certains symptômes (méningo-paratyphus, pleuro-paratyphus).

Evolution. — L'évolution de la fièvre paratyphoïde A est, en général, plus longue que celle de la paratyphoïde B. Bénard lui donne comme moyenne 9 à 12 jours. Ce chiffre est beaucoup trop faible, et en faisant la moyenne de nos cas, nous avons trouvé pour les formes non compliquées et sans rechute, 28 jours; pour les formes compliquées, 36 jours; pour les formes à rechutes, 57 jours.

La durée moyenne de tous nos cas, compliqués, non compliqués, avec ou sans rechutes, est de 35 jours. Cette durée est plus longue que celle de la fièvre typhoïde, puisque Murchison, sur 24 cas, guéris il est vrai, donne comme moyenne 24 jours, 3.

La gravité de la fièvre paratyphoïde est, par contre, beaucoup moins grande que celle de l'affection éberthienne. Pour certains auteurs, la gravité de la paratyphoïde serait même diminuée chez les malades vaccinés contre la fièvre typhoïde (Marcel Labbé); cependant, d'autres auteurs, comme Coyon et Rivet, n'ont pas constaté pareil fait, et si le seul décès qu'ils ont eu a eu lieu chez un non-vacciné, il est juste de faire remarquer que ce malade avait eu sa fièvre typhoïde dans l'enfance.

La mortalité de la paratyphoïde A serait pour Dibos de 8 pour 100.

Nous n'avons trouvé qu'un décès dans notre observation LIII, malgré les circonstances souvent défavorables dans lesquelles des malades assez gravement atteints ont été transportés du front jusque dans la XIVe Région.

On peut admettre comme mortalité moyenne un chiffre de 2 à 3 pour 100.

CHAPITRE II

ANATOMIE PATHOLOGIQUE

L'anatomie pathologique de la paratyphoïde A était encore mal connue ces dernières années.

En effet, les autopsies ne sont pas très fréquentes, puisque la mortalité variait entre 2 et 3 pour 100, et que, d'autre part, il n'est pas toujours possible de faire toutes les vérifications anatomiques. De plus, un certain nombre d'autopsies relatées dans la littérature n'indiquent pas si on a affaire au paratyphus A ou au paratyphus B.

Les épidémies de paratyphoïde qui se sont succédé depuis le début de la guerre ont amené un certain nombre d'autopsies qui ont permis de mieux connaître les lésions de la maladie. Ces lésions, nous les étudierons suivant les appareils.

Les lésions du tube digestif qui siègent au niveau de la bouche sont surtout de l'angine banale et des ulcérations de Duguet, qui, remarquons-le en passant, sont absolument du même ordre que les lésions intestinales.

L'estomac n'est à peu près pas touché.

Les lésions les plus importantes, celles qu'on recherche tout d'abord, sont les lésions de l'**intestin grêle.** Elles peuvent être extrêmement variables, allant de la simple congestion, catarrhe diffus intestinal, à la tuméfaction de tous les organes lymphatiques de l'intestin, follicules clos, plaques de Peyer, ganglions mésentériques, et aboutissant aux ulcérations intestinales qui peuvent ressembler aux ulcérations de la fièvre typhoïde et aller jusqu'à la perforation.

Quelles que soient les lésions du grêle, elles siègent toujours dans la dernière portion de l'iléon, et elles sont prédominantes dans les 10 ou 15 derniers centimètres de celui-ci et sur la valvule iléo-cæcale. Elles s'arrêtent parfois brusquement sur le bord libre de cette valvule pour laisser la face cæcale à peu près indemne.

Le catarrhe diffus de l'intestin grêle a été noté dans les autopsies de Hedinger, Monnier et Ribereau, Job et Hirtzmann. Ces derniers trouvent dans 2 cas « une congestion intense, avec teinte hortensia sur la partie terminale de l'iléon et sur une longueur de 1 mètre environ ; les plaques de Peyer ne semblent pas plus altérées que l'ensemble de l'intestin... Sur toute la surface de la muqueuse, véritable éruption de granulations blanchâtres, particulièrement abondantes à la terminaison de l'intestin grêle.

La tuméfaction des organes lymphatiques sans ulcération a été notée par Barykin, Saltykow, Job et Ballet, Sacquépée, Burnet et Weissenbach.

Job et Ballet trouvent dans un cas, « sur l'iléon et

surtout au voisinage de la valvule iléo-cæcale, des plaques de Peyer tranchant par un léger degré de surélévation et une coloration rosée sans ulcération ».

Dans une autre observation, l'iléon est congestionné, surtout dans la partie terminale. Les plaques de Peyer et les follicules clos tranchent sur le reste de l'intestin et ne sont pas ulcérés. Histologiquement, les mêmes auteurs constatent la disparition à la surface des plaques de Peyer de l'épithélium intestinal due vraisemblablement à la putréfaction cadavérique. Dans son ensemble, la plaque de Peyer est un peu infiltrée, congestionnée; certains points semblent être le siège d'un processus inflammatoire; on y trouve de véritables nodules constitués par des cellules lymphatiques tassées les unes contre les autres, mais jamais le processus ne va jusqu'à la nécrose; dans la sous-muqueuse, les vaisseaux sont gorgés de sang.

Les altérations des plaques de Peyer ne sont ni constantes, ni prédominantes et elles sont toujours accompagnées de lésions de la muqueuse en dehors des plaques. Ces lésions de la muqueuse consistent en petites saillies du volume d'une lentille, à centre déprimé, constituées par l'hypertrophie des follicules clos isolés; elles donnent un aspect granuleux, diffus, aux derniers centimètres de l'intestin grêle.

Les plaques de Peyer, et aussi bien qu'elles les follicules clos isolés, hypertrophiés, peuvent donner naissance à des ulcérations. C'est ce qu'ont noté Castellani, Birt, Brault et Faroy, Job et Ballet, Tolmer et Weissenbach, Grenet et Fortineau, Sacquépée, Burnet et Weissenbach, H. Bourges.

Castellani trouve dans la dernière partie de l'intestin grêle plusieurs ulcérations absolument identiques aux ulcérations typhiques.

Job et Ballet constatent l'existence d'une seule plaque de Peyer, qui est ulcérée, mais en voie de cicatrisation.

Tolmer et Weissenbach notent un état psorentérique des 30 derniers centimètres du grêle avec 5 érosions reposant sur de légères saillies de la muqueuse, vraisemblablement constituées par des follicules clos isolés, tuméfiés, du volume et du diamètre d'une lentille.

Grenet et Fortineau comptent dans une observation 9 ulcérations atones à la partie terminale de l'intestin grêle.

Sacquépée, Burnet et Weissenbach trouvent de petites érosions de 4 à 5 millimètres de diamètre limitées par un bord taillé à pic aux dépens de la muqueuse à peine saillante, érosions qui siègent sur des follicules clos isolés, hypertrophiés.

Dans une seule autopsie sur neuf, ils trouvent les plaques de Peyer avec l'aspect des plaques infiltrées, molles, de la dothiénentérie ; mais le plus souvent, si elles présentent des ulcérations, celles-ci affectent les dimensions et les caractères des ulcérations de follicules clos isolés.

L'ulcération des plaques de Peyer ou des follicules clos peut être suffisamment profonde pour amener la perforation. La première autopsie de paratyphique A avec perforation intestinale est probablement celle de Grattan et Wood, rapportée par Bainbridge. La perforation siégeait sur la seule ulcération qui fut visible sur l'intestin grêle. Les plaques de Peyer n'étaient pas trop hypertrophiées, mais la dernière portion du grêle montrait des signes d'inflammation.

Grenet et Fortineau notent sept ulcérations sur l'intestin grêle et une perforation (suturée, car le malade avait été opéré) à 30 centimètres au-dessus du cæcum.

H. Bourges, dans un cas, voit au niveau de la portion terminale de l'iléon de nombreuses plaques de Peyer ulcérées et quelques follicules clos également en état d'ulcération. A 20 centimètres de la valvule iléo-cæcale, siégeait une perforation et un peu plus loin se trouvaient deux autres petites ulcérations. Dans un autre, au niveau du cul-de-sac cæcal, des plaques de Peyer ulcérées, et à 15 centimètres de la valvule une perforation punctiforme. Le péritoine était envahi par un abondant exsudat purulent fécaloïde.

Le **gros intestin** ne présente pas de lésions, pour un certain nombre d'auteurs; quelques-uns ont noté seulement de la congestion du cæcum, de la congestion de l'appendice sans érosion de la muqueuse (Job et Ballet). Dans une autre observation, Job et Ballet trouvent sur l'S iliaque et au niveau du rectum quelques ulcérations profondes, rouges, de la dimension d'une pièce de 1 franc ou de 0 fr. 50, ayant l'aspect des ulcérations de la dysenterie amibienne; mais il est vrai que l'on notait dans les anamnestiques du malade au moins deux atteintes de dysenterie typiques.

Ces lésions d'allure dysentériforme seraient caractéristiques du paratyphus A pour Sacquépée, Burnet et

Weissenbach. Sur neuf cas, les lésions du gros intestin ne faisaient défaut que dans deux cas. Elles étaient discrètes dans une observation, où il n'y avait que deux ulcérations de l'angle colique et du côlon ascendant ; dans quatre cas, elles étaient plus importantes et plus étendues que les lésions de l'intestin grêle ; dans deux cas, elles étaient presque confluentes et étendues à toute la longueur du gros intestin jusqu'à l'ampoule rectale.

Ces lésions du gros intestin se présentent sous deux types :

Le premier, caractérisé par des saillies de 2 à 3 millimètres de haut, de 8 à 10 millimètres de diamètre, régulièrement circulaires, à surface parfois déprimée, le plus souvent érodée à son centre en une dépression cupuliforme ; le second type, qui procède peut-être du précédent, est caractérisé par de grandes ulcérations rondes ou ovalaires de 1 à 4 et 5 centimètres de diamètre, profondes, limitées par un bourrelet saillant taillé à l'emporte-pièce ; le fond est, suivant les ulcérations, bourbillonneux ou lisse, atteignant pour les plus profondes la musculeuse et même la séreuse.

Les **ganglions mésenteriques**, les ganglions iléocæcaux, les ganglions mésocoliques sont toujours atteints. Ils sont tuméfiés, beaucoup plus que dans la dothiénenterie, rouges, de consistance ferme. A la coupe, on y constate des points hémorragiques et, histologiquement, Job et Ballet voient « aussi bien au niveau de la substance corticale que de la substance médullaire une infiltration intense de cellules lymphatiques ; les vaisseaux sont pleins de sang et, en certains points de la substance médullaire, il existe de véritables lacs sanguins ».

Les lésions **péritonéales** ont été constatées, soit avec perforation, soit sans perforation. Dans un cas, Sacquépée, Burnet et Weissenbach voient le point de départ d'une péritonite généralisée avec liquide trouble dans des lésions ulcéreuses du gros intestin, ayant atteint la sous-séreuse, mais sans perforation constatée. Dans un autre cas, la perforation siège au niveau d'une ulcération de l'intestin grêle.

La **rate** est augmentée de volume dans la plupart des autopsies. L'hypertrophie peut être légère, la rate pesant de 230 à 300 grammes; elle peut être aussi considérable. Job et Ballet notent des rates grosses, molles, diffluentes, de 475 à 490 grammes. Histologiquement, les mêmes auteurs constatent que les corpuscules de Malpighi sont extrêmement abondants et sont le siège d'une infiltration inflammatoire indéniable. Dans la pulpe, ce qui domine, c'est la congestion. Les globules rouges sont beaucoup plus abondants que dans la rate normale, et en de nombreux points on observe de véritables foyers hémorragiques.

Le **foie** peut ne pas être très altéré ; il est parfois assez petit, pesant moins de 1.200 grammes, mais dans le plus grand nombre de cas, il revêt l'allure du foie infectieux : gros foie, de 1.800 à 2.200 grammes, friable, bigarré, les points de congestion alternant avec des foyers de dégénérescence graisseuse. Au microscope, on voit le sang étouffer les travées hépatiques qui sont dégénérées au voisinage des veines sus-hépatiques. La vésicule est souvent indemne, au moins en apparence; cependant, Gratian et Wood trouvent ses parois épaisses et enflammées. Quant à la bile, elle contient presque constamment le bacille paratyphique.

Les **reins** sont, le plus souvent, indemnes. Toutefois Job et Ballet, Grenet et Fortineau ont constaté de gros reins blancs ou des reins bigarrés, pâles, avec des points disséminés de congestion, présentant histologiquement un certain degré de néphrite parenchymateuse.

Le **cœur** présente presque toujours une certaine pâleur et de la flaccidité. Deux fois sur neuf autopsies, Sacquépée, Burnet et Weissenbach constatent des lésions d'endocardite aiguë; une fois endocardite végétante des valvules aortiques, une autre fois endocardite plastique des orifices mitral et pulmonaire.

Citons pour mémoire les phlébites et les arthrites.

Les **poumons** présentent presque toujours, à l'autopsie, de la congestion plus marquée aux bases. Les alvéoles sont remplis de sang ou de liquide d'œdème; parfois le lobe inférieur est véritablement splénisé et le poids de l'organe est accru jusqu'à 7 à 800 grammes. Tolmer et Weissenbach trouvent de la broncho-pneumonie avec un lobe inférieur rouge violacé, dense, don un fragment plonge dans l'eau. A la surface de la plèvre, une dizaine de microabcès, blanc jaunâtre; des petites bronches sourd facilement un pus jaune très épais. Dans d'autres cas, la broncho-pneumonie s'accompagne d'un abondant épanchement pleural purulent.

Des lésions plus rares peuvent se rencontrer au niveau du **système nerveux** central. C'est ainsi que chez un malade ayant présenté des accidents nerveux terminés par le coma et la mort, Job et Ballet constatent de la congestion intense de la pie-mère dans la région fronto-pariétale, congestion ne s'étendant pas, au moins macroscopiquement, au cerveau.

Bactériologiquement, le bacille paratyphique A a été isolé à l'état de pureté ou en association avec des bactéries banales du contenu intestinal, de la rate, du foie, de la bile, des reins, du sang, du cœur, des ganglions iléo-cæcaux et mésentériques (Sacquépée, Burnet et Weissenbach).

En résumé, il semble que les lésions dues au bacille paratyphique consistent en une congestion intense, comme dans la plupart des septicémies. Les lésions intestinales peuvent être variables, souvent beaucoup moins intenses que dans la fièvre typhoïde.

Il semble que le bacille paratyphique ait des propriétés moins nécrosantes que le bacille d'Eberth, mais ce n'est là qu'une question de degré. La plaque de Peyer peut être ulcérée, comme les ulcérations de Duguet, par le bacille paratyphique aussi bien que par le bacille d'Eberth. D'autre part, on sait qu'il existe, rarement mais de façon certaine, des fièvres typhoïdes avec bacille d'Eberth isolé du sang par l'hémoculture, et chez lesquelles on ne trouve à l'autopsie absolument aucune lésion intestinale autre que de la congestion.

Seules les lésions du gros intestin pourraient, par leur fréquence, être caractéristiques du bacille paratyphique A ; mais on en a signalé, quoique assez rarement, dans la fièvre typhoïde, où elles peuvent être plus importantes que les lésions de l'intestin grêle (coléotyphus).

Il n'y a donc pas de différences essentielles entre les lésions produites par le bacille d'Eberth et les lésions produites par le bacille paratyphique A.

CHAPITRE II

DIAGNOSTIC

Les chapitres précédents montrent qu'aux points de vue clinique et anatomo-pathologique, la fièvre paratyphoïde A peut ressembler absolument à la fièvre éberthienne, au point que, même après l'autopsie, on peut très facilement faire une erreur de diagnostic si l'on n'a pas recours au laboratoire.

Epistaxis, ulcérations de Duguet, phénomènes nerveux, ballonnement abdominal, taches rosées discrètes ou exanthématiques, grosse rate, diarrhée, phénomènes pulmonaires, complications hémorragiques ou péritonéales, tout cela peut être commun aux fièvres paratyphoïdes, quel que soit leur type, et à la fièvre typhoïde proprement dite.

Certains symptômes ont cependant été donnés comme permettant de penser à une paratyphoïde. C'est ainsi que la notice du Laboratoire de vaccination du Val-de-Grâce au sujet de la fièvre paratyphoïde indique comme permettant un diagnostic :

1° Début brusque par fièvre et frissons ;

2° Herpès labial, buccal et facial ;

3° Taches rosées, parfois très abondantes et persistant quelques jours pendant l'apyrexie ;

4° Selles fétides, renfermant des débris grisâtres de muqueuse intestinale, desquammée et putréfiée ;

5° Assez souvent coliques ou douleurs abdominales diffuses à la pression, sans localisation spéciale à la fosse iliaque droite ;

6° Parfois crises de sueur à la fin de la soirée ou dans la nuit.

Il suffit de se rapporter aux observations ou à l'analyse détaillée des symptômes que nous avons faite pour constater la rareté de la plupart de ces signes qui peuvent se trouver, d'ailleurs, aussi bien dans une fièvre typhoïde typique.

Le début brusque est exceptionnel ; de même l'herpès. Les selles contiennent très rarement les débris grisâtres en question. Plus importante pour le diagnostic serait la notion d'une constipation opiniâtre succédant à une diarrhée de plusieurs jours.

Les sueurs sont peut-être le symptôme le plus important au point de vue diagnostique quoi qu'on puisse les trouver dans la forme sudorale de Jaccoud de la fièvre typhoïde.

Ce n'est guère que lorsque, dans une épidémie on rencontrera chez un certain nombre de malades les symptômes précédents que l'on devra incliner, sans plus, vers le diagnostic de paratyphoïde.

Peut-on aller plus loin et faire des probabilités pour un type A ou un type B.

Si le malade a une forme brève, durant cinq à dix jours, les chances sont pour une para B. De nombreuses rechutes, un stade amphibole prolongé à grandes oscillations ou mêmes de grandes oscillations thermiques persistant pendant toute la maladie, appartiennent plutôt à la paratyphoïde A.

En résumé, le clinicien devra s'estimer heureux quand il aura pu arriver à soupçonner qu'une infection est de nature paratyphoïde, et il devra toujours s'adresser au laboratoire.

Mais pourquoi, dira-t-on, faire un diagnostic du moment que le traitement est le même pour tous ces malades et ne pas englober ensemble typhoïde et paratyphoïdes ? Certains auteurs, comme Bernard et Paraf considèrent même l'Eberth, le para A et le bacille para B comme les variétés d'une même espèce, au même titre que les divers bacilles dysentériques sont considérés, non pas comme des espèces différentes, mais comme une même espèce.

Un fait domine cependant toute la question : c'est l'absence d'immunité, soit expérimentale, soit clinique, provoquée par une affection due à l'un de ces microbes contre les affections dues à l'un des deux autres. Un animal vacciné contre l'Eberth n'est pas immunisé contre le paratyphique A et inversement. Nous avons vu qu'à la suite soit d'une fièvre typhoïde à bacilles d'Eberth, soit d'une fièvre paratyphoïde B, l'homme pouvait contracter une fièvre paratyphoïde A.

Il faut donc faire le diagnostic, non seulement à cause de l'intérêt purement scientifique qu'il comporte, mais aussi parce que la valeur de la vaccination antityphique, ne peut être appréciée que si on fait le départ entre les affections ressortissant aux paratyphiques et celles ressortissant au bacille d'Eberth, lorsqu'elles surviennent après une vaccination antityphique.

Il faut encore faire le diagnostic au point de vue prophylactique. On sait que les fièvres paratyphoïdes A surviennent fréquemment au cours des épidémies, soit de fièvre typhoïde, soit de paratyphoïde B. Il y aurait alors intérêt à vacciner les sujets qui pourraient se trouver exposés à la contagion avec le vaccin spécifique nécessaire.

Enfin, il faut faire le diagnostic, lorsqu'un traitement spécifique, vaccin ou sérum doit être employé.

Les méthodes bactériologiques utilisées pour le diagnostic mettent en évidence, dans l'organisme ou dans les excreta, le bacille lui-même ou bien elles recherchent dans le sérum du malade les modifications spéciales qu'aura pu y apporter l'agent pathogène.

L'hémoculture, la coproculture, la recherche du bacille dans les urines, le liquide céphalo-rachidien, le pus d'abcès, de péritonite, font partie du premier groupe de recherches.

Au deuxième, appartiennent la recherche dans le sérum des malades d'agglutinines (séro-agglutination), de sensibilisatrices (déviation de complément), d'opsonies (recherche de l'index opsonique).

Ces méthodes ont toutes été employées et donnent des résultats dont nous discuterons la valeur à propos de chacune d'elles.

Disons immédiatement que pour le diagnostic courant on emploie principalement l'hémoculture et la séro-agglutination, la copro et l'uroculture étant surtout destinées à vérifier la persistance du bacille paratyphique chez les convalescents.

L'hémoculture est sans conteste le procédé de choix. On peut la faire suivant un assez grand nombre de méthodes. Les deux meilleures, qui sont seules employées à l'Institut Bactériologique de Lyon sont : la culture en bouillon suivant le procédé Jules Courmont et la culture en bile.

Dans le premier cas, on ensemence un ballon ou flacon contenant 300 centimètres cubes de bouillon ordinaire avec 4 à 6 centimètres cubes de sang retiré aseptiquement par ponction veineuse.

Dans le deuxième, on emploie 15 à 20 centimètres cubes de bile peptonée à 2 pour 100 et stérélisée.

Cette bile contenue dans un petit flacon est additionnée de 3 à 5 centimètres cubes de sang. La bile laisse pousser les bacilles paratyphiques et le bacille d'Eberth et empêche relativement la culture des autres microbes. Dans le bouillon, la plupart des microbes poussent.

Il est préférable, si on ne pense pas spécialement à une infection due à un bacille du groupe paratyphique, de se servir du bouillon, la bile pouvant alors être nuisible. C'est ainsi que si on avait affaire, par exemple, à une pneumococcie, l'hémoculture en bile serait absolument impossible, la bile dissolvant les pneumocoques.

Au point de vue qui nous occupe, c'est-à-dire hémoculture dans la fièvre paratyphoïde A, les hémocultures faites à l'Institut Bactériologique à la fois en bouillon et en bile nous ont donné en bile des résultats un peu plus précoces, en bouillon des résultats un peu plus fréquemment positifs.

Quel que soit le procédé choisi, on évitera d'ensemencer le sang dans un liquide trop froid. Aussitôt que possible, les milieux seront portés à l'étuve et s'ils doivent être transportés à une grande distance, on les placera provisoirement dans une caisse feutrée, chauffée au besoin avec des récipients pleins d'eau tiède. De ces précautions dépendra souvent la réussite de l'hémoculture.

Les milieux ensemencés et mis à l'étuve sont examinés dès qu'on y constate un trouble ou bien après 24 heures, 48 heures, etc. Aussitôt que l'on constate, soit dans le flacon d'origine, soit dans un repiquage en bouillon, un microbe mobile et ne gardant pas le gram, on repique ce microbe dans les milieux d'identification, d'une part ; on essaie, d'autre part, son agglutination par des sérums spécifiques expérimentaux. Les milieux d'identification les plus usités sont :

1° Le petit lait tournesolé (milieu de Petrushki) qui donne avec le bacille para A et l'Eberth une coloration légèrement rosée, tandis qu'avec le bacille para B le milieu passe au rose, puis le lendemain au bleu (caméléonage) ; avec le coli la coloration est rouge intense.

2° Le bouillon lactosé carbonaté qui ne donne de gaz ni avec l'Eberth, ni avec les paratyphiques, mais en donne avec le coli.

3° Le bouillon glucosé qui donne des bulles de gaz avec le coli, les deux paratyphiques et n'en donne pas avec l'Eberth.

4° Les milieux au rouge neutre qui passent du rouge au jaune canari avec fluorescence verte, avec le coli et les deux paratyphiques, tandis que l'Eberth ne les change pas.

5° Les milieux au plomb qui noircissent avec l'Eberth et le paratyphiques B, et restent non changés avec le paratyphique A et le coli.

On peut combiner la réaction au rouge neutre avec la fermentation du glucose en employant, par exemple, la gelose glucosée au rouge neutre qui ne donne aucune modification avec l'Eberth et qui, avec le coli ou les paratyphiques, est disloquée par les gaz et vire au jaune avec fluorescence verte. On peut encore se servir de gélo-gluco-plomb.

Le tableau ci-contre indique d'ailleurs toutes ces modifications :

	EBERTH	PARA A	PARA B	COLI
Bouillon lactosé carbonaté.	Pas de gaz	Pas de gaz	Pas de gaz	Gaz
Bouillon glucosé carbonaté.	Pas de gaz	Gaz	Gaz	Gaz
Bouillon au rouge neutre	Ne change pas	Vire au jaune fluorescent	Vire au jaune fluorescent	Vire au jaune fluorescent
Gélose glucosée au R. N.	Ne change pas	Virée et disloquée	Virée et disloquée	Virée et disloquée
Gélose au plomb.	Noircit	Ne change pas	Noircit	Ne change pas
Petit lait tournesolé.	Rougit légèrement	Rougit légèrement	Rougit légèrement puis bleuit	Rougit fortement

Les milieux d'identification permettent le diagnostic en 24 ou 48 heures, parfois moins. On peut y arriver plus rapidement par la méthode de l'agglutination du bacille isolé au moyen de sérums spécifiques.

Ces sérums expérimentaux sont obtenus en immunisant des animaux par le paratyphique A, le paratyphique B ou l'Eberth. L'agglutination se fera comme dans une séro-agglutination ordinaire et il faudra agglutiner le microbe dont on recherche l'espèce à un titre relativement élevé pour pouvoir conclure de façon certaine. Ce titre devra être au moins de 1 pour 200.

Il faut savoir cependant qu'un certain nombre de microbes isolés récemment de l'organisme refusent de se laisser agglutiner, au moins pendant un certain temps. Ce n'est que lorsqu'ils ont subi un certain nombre de passages en milieux artificiels qu'ils peuvent être agglutinés (J. Courmont).

Dans ces cas, l'identification par les milieux spéciaux conduit au diagnostic de l'espèce microbienne avant l'agglutination.

L'hémoculture est un procédé de diagnostic absolument certain. A l'inverse du paratyphique B, le paratyphique A n'a jamais été rencontré dans le sang d'individus sains ou souffrant d'infections manifestement non paratyphiques.

Il semble même que le bacille paratyphique reste plus longtemps que le para B ou l'Eberth dans le sang. Alors que J. Courmont voit disparaître ce dernier assez vite du sang des typhiques, que dans le para B l'hémoculture faite dans la deuxième semaine est le plus souvent négative, nous constatons dans nos observations concernant des cas sans rechute ni complication, la présence du bacille 3 fois au 16e jour, 2 fois au 17e, au 18e, au 19e, 1 fois au 20e, 2 au 22e, 1 fois aux 23e, 25e et 35e jours. Lorsqu'il y a rechute, le bacille peut se trouver encore à une période beaucoup plus tardive (45e jour, obs. XLVII).

La recherche du bacille paratyphique A dans les matières se fait sur milieux solides en boîtes de Petri. On se sert de préférence de matières diarrhéiques; s'il y a constipation, de matières évacuées par lavement. Un fragment de ces selles est dilué dans quelques gouttes de bouillon, de façon à avoir une émulsion très légèrement trouble : une goutte de cette émulsion est chargée sur une tige de platine ou de verre recourbée à son extrémité en forme de triangle, et avec ce triangle on promène la goutte sur toute l'étendue de deux ou trois boîtes de Petri dans lesquelles on a coulé au préalable, soit de la gélose lactosée tournesolée (milieu de Drigalsky), soit de la gélose lactosée fuchsinée décolorée par le sulfite de soude (milieu d'Endo).

Le milieu de Drigalsky est bleu ; le milieu d'Endo est incolore. Sur l'un et l'autre, le colibacille forme des colonies rouges. Les colonies bleues sur Drigalski ou incolores sur Endo, peuvent être soit de l'Eberth, soit des paratyphiques A et B, soit des bacilles dysentériques, soit encore des microbes non pathogènes. Elles sont prélevées, subissent l'examen direct avec et sans coloration ; celles qui sont constituées par des bacilles mobiles ne prenant pas le gram sont repiquées en bouillon et traitées alors comme les repiquages d'hémoculture, c'est-à-dire que l'agglutination et les milieux d'indentification indiqueront si l'on a affaire à de l'Eberth, à un paratyphique A, à un paratyphique B ou à un microbe différent de ceux-ci.

Un autre procédé a été préconisé par Carnot et Weil-Hallé. Un tube de verre est recourbé en U et étiré au niveau de la courbure de l'U. Dans cette courbure, on introduit du sable fin et les deux branches sont remplies avec du bouillon ordinaire. Dans l'une des deux branches, on ensemence une très faible parcelle de matières à analyser, et sitôt que dans l'autre branche, on note un trouble même léger, une goutte de cette deuxième branche est examinée et étalée sur boites de Drigalsky ou d'Endo. Ce procédé est basé sur la mobilité considérable du bacille paratyphique ou du bacille d'Eberth qui traversent beaucoup plus rapidement que les colibacilles ou les autres bacilles mobiles la couche de sable qui sépare les deux branches de l'U.

La recherche du bacille dans les procédés classiques demande un travail long, pénible, difficultueux. Quels en sont les résultats ?

Tout récemment, Léon Bernard et Paraf n'ont trouvé de bacilles d'Erbeth ou de bacilles paratyphiques dans aucun cas de maladie non typhoïdique.

Dans les maladies typhoïdiques, chez 35 malades où l'hémoculture fut positive, ils ont fait en même temps des coprocultures : 19 fois la coproculture fut positive, 16 fois elle fut négative.

La coproculture est donc un procédé moins constant que l'hémoculture, mais il pourra avoir quelque valeur quand l'hémoculture ne pourra être faite ou qu'elle aura été négative ; dans ce cas, il sera prudent, avant de rapporter la maladie au microbe trouvé, d'essayer d'agglutiner le microbe par le sang du malade. Il est bien entendu que la coproculture ne peut faire faire le diagnostic d'infection paratyphique que s'il y a, en même temps, des symptômes cliniques, car il est assez fréquent de trouver des porteurs de germes qui ont eu la fièvre typhoïde, qui sont cliniquement guéris et qui continuent à avoir du bacille dans leurs matières.

L'hémoculture et la coproculture constituent deux types de recherche des microbes dans les produits pathologiques. Si les produits sont présumés ne contenir que des bacilles paratyphiques, par exemple les urines ou du liquide céphalo-rachidien recueillis aseptiquement, on les ensemencera en bouillon, en employant seulement quelques centimètres cubes de bouillon, 10 à 20; si la culture pousse, on les identifiera par l'agglutination ou les milieux d'épreuve. Si les produits sont souillés (matières, urine ou pus, recueillis non aseptiquement, produits d'autopsie), on les ensemencera en boîtes de Petri, après dilution.

La recherche du bacille dans les urines est assez fréquemment positive dans le cours de la maladie ; l'on en trouve dans plus d'un dixième des cas. Il existe même des porteurs de germes urinaires qui, après la maladie, continuent à éliminer dans leurs urines des bacilles.

Le paratyphique A a été trouvé dans le liquide céphalo-rachidien, dans le pus de pleurésie, d'abcès, etc.

Enfin, pour faire un diagnostic *post mortem*, on emploiera de préférence, soit le sang du cœur recueilli après ponction du myocarde profondément brûlé par une pointe de feu, soit la rate qui, étalée sur boîte de Petri, donnera des colonies à peu près pures des bacilles paratyphiques.

Parmi les recherches de laboratoire qui constituent le deuxième groupe, l'étude des sensibilisatrices par la déviation du complément a été faite par Sacquépée. On peut l'utiliser à la rigueur, mais elle constitue un procédé long et difficile.

Le séro-diagnostic est à peu près seul employé. Il est calqué sur celui de Widal pour la fièvre typhoïde, mais il faut arriver à un taux d'agglutination plus fort que dans cette dernière maladie, au moins 1 sur 50.

La question du séro-diagnostic dans les paratyphoïdes A est particulièrement compliquée par le fait signalé depuis longtemps que, dans la fièvre paratyphoïde A, les agglutinines apparaissent souvent tardivement, et en assez faible quantité (Harvey et Wood). De plus, on sait qu'il existe des agglutinines de groupe, c'est-à-dire que chez un individu infecté par le bacille paratyphique A, le sérum pourra agglutiner le paratyphique A, parce qu'il contient des agglutinines spécifiques pour ce bacille, et aussi les microbes voisins, bacille paratyphique B et bacille d'Eberth, parce qu'il s'est formé en même temps des coagglutinines ou agglutinines de groupe. Cette question a déjà été étudiée par Netter et Ribadeau-Dumas qui avaient trouvé, au début de l'infection, une agglutinabilité faible, mais rigoureusement spécifique; au cours de l'infection, formation d'agglutinines agissant sur les espèces voisines; après guérison, disparition des agglutinines de groupe qui laissent persister, longtemps encore, la seule agglutinine spécifique.

Sans envisager l'évolution des agglutinines, Sacquépée avait admis que seule une agglutination beaucoup plus forte pour un bacille que pour les bacilles de même groupe, devait être comptée comme séro-réaction positive. S'il y avait peu de différence entre les taux d'agglutination de bacilles du même groupe, il fallait réserver la question et faire au besoin l'épreuve de la saturation des agglutinines ou épreuve de Castellani.

Enfin, la question se complique d'autant plus que, actuellement, la plupart des malades atteints de syndrome typhoïdique qui se présentent dans les hôpitaux de contagieux militaires ont été préalablement vaccinés contre la fièvre typhoïde et que l'on peut admettre théoriquement que leur sérum contient, à la suite de la vaccination, des agglutinines à la fois pour le bacille d'Eberth et pour les paratyphiques.

Bernard et Paraf dénient à la séro-agglutination toute valeur. Chez les infectés par le bacille d'Eberth ou chez les vaccinés, ils trouvent des coaglutinines pour les deux paratyphiques, dans chacune des affections paratyphiques, des agglutinines pour l'autre paratyphique et pour l'Eberth; souvent les agglutinines de groupe seraient en plus grande quantité que les agglutinines spécifiques. « On peut, écrivent-ils, imaginer toutes les formules possibles, on ne surpassera pas la variété que présente la nature. » Dans ces conditions, la séro-agglutination serait absolument inutile et n'aurait aucune valeur.

MM. Paul Courmont, Chattot et Pierret ont repris la

question à la Société Médico-Militaire de la XIVe Région. En n'envisageant que les cas où l'hémoculture avait été positive, ils ont comparé les résultats de la séro-agglutination à ceux de l'hémoculture. Ils ont eu soin d'employer constamment des bacilles d'agglutinabilité éprouvée et constante, toujours les mêmes, entretenus soigneusement en milieux solides et souvent repiqués; ces souches solides servant à ensemencer des bouillons ordinaires. L'agglutination est faite avec des cultures liquides de 12 heures, mises à l'étuve à 37°, examinées au microscope 1 heure et demie à 2 heures après; seules les agglutinations réelles au microscope sont comptées comme positives sans que l'on tienne compte des ébauches d'agglutination. Dans les affections à bacilles d'Eberth, ils n'ont jamais trouvé de coagglutinines pour le bacille paratyphique A; dans les affections à bacille paratyphique B, ils n'ont trouvé que rarement des coagglutinines pour le paratyphique A, et toujours à un taux beaucoup plus faible que pour le bacille B.

Enfin, dans les paratyphoïdes A, pour 53 où l'hémoculture avait été positive, ils firent 121 séro-diagnostics, 19 fois le séro fut négatif à la fois pour le A et pour le B: chez 32 malades (chez qui on fit 85 séro-diagnostics), les séros furent positifs pour le paratyphique A, entièrement négatifs pour le paratyphique B. Deux fois seulement on trouva des coagglutinines. Dans un cas, le bacille para A était agglutiné à 1/800 et le bacille para B à 1 pour 250. Le séro-diagnostic était manifestement en faveur d'une infection à bacille paratyphique A.

Dans le deuxième cas, seul résultat paradoxal dans la série de MM. P. Courmont, Chattot et Pierret, le séro était négatif pour le bacille paratyphique A, positif à 1 pour 250 pour le bacille paratyphique B. Le sérodiagnostic n'a donc pas une valeur absolue ; il ne faut pas cependant ici dénier toute valeur, puisqu'en ne tenant compte que des infections à bacille paratyphique A, il n'aurait conduit qu'à une erreur sur 53 malades.

L'épreuve de saturation des agglutinines, qui ne semble pas être faite couramment actuellement, a été essayée par Harvey et Wood. Elle consiste à épuiser les agglutinines spécifiques dans le sérum par un microbe donné et à faire agir ensuite ce sérum sur les microbes du même groupe.

Supposons un malade atteint de paratyphoïde A; son sérum agglutine à la fois le bacille paratyphique A et le bacille paratyphique B.

A deux tubes contenant de son sérum, on ajoute : à l'un une émulsion de bacilles paratyphiques A, à l'autre une émulsion de bacilles paratyphiques B, puis on centrifuge. Le sérum de chaque tube est décanté, mis en contact avec le microbe qu'on ne lui a pas encore ajouté. Dans le premier tube, le bacille paratyphique A a épuisé non seulement les agglutinines du groupe para Eberth, mais aussi les agglutinines spécifiques. Ce sérum n'agglutinera donc ni le paratyphique A, ni le paratyphique B; au contraire, dans le deuxième tube, le bacille paratyphique B n'a pas épuisé que les agglutinines du groupe et n'a pas touché aux agglutinines spécifiques pour le paratyphique A.

Le sérum pourra donc encore agglutiner le bacille paratyphique A, alors qu'il n'aura aucune action sur le bacille paratyphique B.

Pour Harvey et Wood, la méthode de saturation des agglutinines donne des résultats exacts dans tous les cas. Mais ce procédé est un peu long, et c'est sans doute la raison pour laquelle il n'a pas été employé plus souvent.

OBSERVATIONS

Des observations assez nombreuses de paratyphoïdes A, soignées dans la XIVe Région et mises à notre disposition par M. le professeur Jules Courmont, nous n'avons conservé que celles qui avaient été suffisamment étudiées au point de vue clinique et celles dans lesquelles les recherches de laboratoire avaient été suffisantes pour établir de façon certaine le diagnostic de paratyphoïde A.

Nous avons classé ces observations, un peu artificiellement parfois, de la façon suivante :

1° Cas où la maladie avait été simple, sans complications, ni rechutes;

2° Cas avec rechutes;

3° Formes compliquées;

4° Enfin, formes associées, car nous avons eu des cas où le bacille paratyphique A, suivi une fièvre typhoïde ou bien une fièvre para B.

Observation I

S..., Camille, vingt et un ans, 17e chasseurs à cheval, vacciné contre la fièvre typhoïde (aurait eu 7 injections en 1913), entre à l'hôpital de Villeurbanne le 2 novembre 1915.

Début le 27 octobre par céphalée, vertiges, vomissements, diarrhée et coliques. A l'entrée, le 2 novembre, le malade se plaint des mêmes symptômes fonctionnels, et de plus, on constate des gargouillements dans les deux fosses iliaques, grosse rate; la langue est saburrale, continuation de la diarrhée, au poumon quelques râles de bronchites disséminés, pas de taches rosés.

4 novembre. — Apparition de quelques taches rosées. La température, qui, dès le début, oscillait entre 38 et 39°, atteignant 39° le soir, baisse progressivement à partir du 4 novembre pour atteindre la moyenne le 7.

A partir de ce moment, la convalescence se poursuit normalement.

Hémoculture (8 novembre) : stérile.

Séro-diagnostic (8 novembre):

Eberth.	+ 100
Para A	+ 50
Para B	+ 20

Observation II

D..., René, 37e d'infanterie. Vacciné contre la typhoïde. 3 injections en octobre 1914.

Entré à l'hôpital d'Estressin le 23 novembre 1915.

Blessé le 17 octobre, il est évacué à Vienne-Collège, où il présente de la diarrhée, vers le 25 octobre environ.

19 novembre. — On s'aperçoit qu'il a de la température, se plaint à ce moment de céphalée.

A l'entrée, malade non abattu, n'ayant pas l'aspect

typhique, répondant bien aux questions, un peu pâle. La langue est saburrale, mais humide. Ventre non ballonné. Gargouillements dans la fosse iliaque droite; légère douleur à la pression dans la région vésiculaire. Rate non perçue. On ne constate pas de taches rosées. La diarrhée, très liquide, est abondante.

Rien aux poumons, rien au cœur, le pouls est à 95.

La température, qui avait atteint 40° le 21 novembre avant son arrivée à l'hôpital, baisse lentement à partir de ce moment pour atteindre la température normale autour du 4 décembre.

Hémoculture (24 novembre) : para A.

Séro-diagnostic (24 novembre) :

Eberth		+ 30	±	50
Para A .	+ 50	+ 100	±	250
Para B			—	20

Observation III

P..., Henri, vingt et un ans, 154e d'infanterie. Vacciné contre la fièvre typhoïde . 3 injections en octobre 1914 et 2 en janvier 1915.

Entre à l'hôpital de contagieux de Valence le 31 octobre 1915.

Malade depuis le 27 octobre. Début par de la céphalée très vive, frontale et nuquale, surtout nocturne; pas d'épistaxis. Constipation depuis 5 jours.

Se plaint d'un léger mal de gorge et d'un peu d'oppression. Inappétence marquée. Perte de forces considérable.

Le malade est gras, d'une pâleur un peu séreuse. L'abdomen ne présente pas la moindre tache rosée, pas de météorisme. Quelques gargouillements dans la fosse iliaque droite. Pression douloureuse aussi bien dans la fosse droite que dans la gauche.

Matité splénique d'environ 4 travers de doigt. Le pôle inférieur de la rate n'est pas senti.

Cœur normal. Au poumon gauche, submatité dans la fosse sus-épineuse avec obscurité sans râles. Laryngo-trachéite légère; langue à peine saburrale au centre, rouge sur les bords. Pas d'albumine.

4 novembre. — Depuis l'entrée, état stationnaire; cependant la température tend à tomber depuis 4 jours à la suite d'un lavement de quinine. A la constipation a fait suite un peu de diarrhée, 3 à 4 selles par jour. Pouls : 70, avec température de 38°5.

Le 10 novembre, le malade est apyrétique. La diarrhée disparaît vers le 15 novembre.

On n'a trouvé à aucun moment de taches rosées. Il persiste un état légèrement anémique, qui préexistait à la paratyphoïde.

Sous l'influence de la médication martiale, le malade reprend rapidement du poids et fait une convalescence normale. La rate a cependant encore une matité de 3 travers de doigt à la fin du mois de décembre.

Hémoculture (3 novembre) : para A.

Les séro-diagnostics faits à 4 reprises ont toujours été négatifs.

Observation IV

M.... Louis, 22 ans, 5e d'artillerie lourde.

Vacciné contre la fièvre typhoïde : 4 injections en avril 1915.

Entré le 27 octobre 1915 à l'hôpital de contagieux de Valence.

Malade depuis le 21 octobre environ, mais ne se présente à la visite que le 26 octobre.

Début par une céphalée vive, un peu de toux, beaucoup de lassitude; ni diarrhée, ni vomissement.

A l'entrée, température à 40°. Pas de prostration; anorexie, perte des forces. Petite épistaxis le 29 octobre au matin. Pas de diarrhée.

A l'examen, pas de taches rosées. Les gargouillements sont assez nombreux dans la fosse iliaque droite, absents à gauche. La palpation de l'abdomen n'est pas douloureuse. Matité hépatique normale. Matité splénique : 4 travers de doigt. Rate très mobile, très facile à sentir à la palpation.

Cœur normal ; aux poumons, quelques sibillances, surtout à droite. Langue assez fortement suburrale.

Pas d'ulcérations du voile ; pas de pharyngite.

Petit disque d'albumine.

La température descend progressivement pour atteindre la normale vers le 3 novembre. C'est à ce moment que l'on constate une fort belle éruption de taches rosées au nombre d'environ une trentaine.

L'hypertrophie de la rate persiste ; la diarrhée manque toujours.

Malgré l'apyrexie, l'abattement est assez marqué.

La convalescence est quelque peu retardée par des troubles gastriques fréquents dus à une dentition très défectueuse.

20 décembre. — La rate a toujours une matité de 2 travers de doigt.

Hémoculture (29 octobre) : para A.

Séro-diagnostic (29 octobre) :

Eberth	+ 50 ± 100
Para A	+ 200 ± 250
Para B	— 20

Séro-diagnostic (14 novembre) :

Eberth	+ 100 — 250
Para A	+ 250
Para B	— 20

Observation V

A..., Pierre, 22ᵉ d'infanterie. Vacciné contre la fièvre typhoïde : 4 injections en 1914.

Entré à l'hôpital de contagieux d'Estressin le 24 novembre 1915.

Vient du front, d'où on l'a évacué le 19 novembre pour diarrhée, inappétence, céphalée.

Il était malade, 2 ou 3 jours avant son évacuation. Il arrive le 24 novembre à Estressin, légèrement abattu, répondant cependant bien aux questions. Le teint est coloré, la langue saburrale et un peu sèche, le ventre un peu tendu.

Pas de gargouillement dans la fosse iliaque droite; la rate n'est pas perçue.

Il n'y a pas de taches rosées. Diarrhée séreuse abondante. Aux poumons, râles de bronchite à la base droite. Rien au cœur.

Les urines sont peu abondantes; disque moyen d'albumine.

La température de 39°4 à son entrée, baisse en 2 jours pour arriver entre 37 et 38°. A partir de ce moment, a lieu une deuxième poussée dont le maximum n'atteint que 38°,4 et qui dure 6 jours.

10 décembre. — La température est normale.

Convalescence sans incident.

Hémoculture (25 novembre) : stérile.

Séro-diagnostic (25 novembre) :

Eberth.	+ 50
Para A . . . . . + 50	± 100
Para B.	— 20

Séro-diagnostic (3 décembre) :

Eberth.	+ 50
Para A	+ 100
Para B	— 20

Observation VI

B..., Cyrille, 69e d'infanterie. Vacciné contre la fièvre typhoïde : 4 injections en juin 1915.

Entré à l'hôpital de contagieux d'Estressin le 29 octobre 1915.

Evacué du front pour œdème des pieds.

Dans le train d'évacuation, il est pris de vomissements, de céphalées, de diarrhée, et il arrive avec une température de 40°.

A l'examen, malade légèrement abattu, mais répondant cependant bien aux questions. Ventre non ballonné, gargouillements dans la fosse iliaque droite; pas de taches rosées; pas de matité splénique nette; matité hépatique normale; langue saburrale, rôtie.

Aux poumons, quelques râles fins à la base gauche : au cœur, les bruits sont un peu sourds.

Le pouls est à 92 pour une température de 39,5. Le malade se plaint assez vivement de céphalée. Diarrhée abondante, d'odeur infecte. Pas d'albumine.

4 novembre — Apparition de taches rosées. On perçoit le pôle inférieur de la rate.

La température tombe assez brusquement du 6 au 7 décembre de 39,4 à 37,5, puis arrive à l'hypothermie.

Hémoculture (31 octobre) : stérile.

Séro-diagnostic (31 octobre) :

Eberth	+ 50
Para A	Positif
Para B	Négatif

Séro-diagnostic (13 novembre) :

Eberth	+ 100
Para A	+ 50 — 100
Para B	— 20

Observation VII

M..., Gilbert, vingt-quatre ans, 328ᵉ d'Infanterie. Vacciné contre la fièvre typhoïde : 4 injections le 15 janvier 1915.

Entre à l'Hôpital de contagieux de Villeurbanne le 22 octobre.

Évacué du front le 14 octobre 1915 pour embarras gastrique.

Début de la maladie le 10 octobre par de la céphalée, de la courbature et des frissons. A l'entrée, on constate quelques taches rosées, un léger météorisme abdominal et une hyperthrophie de la rate assez notable pour permettre la palpation.

La langue est saburrale ; diarrhée ; pouls lent, bien frappé (60) ; respiration soufflante avec quelques sibilances aux deux sommets.

Pas d'albumine dans les urines.

Après son entrée à l'hôpital, la température décrit de grandes oscillations entre 37° et 39°5 pendant cinq jours, après quoi elle tombe en 3 jours à la normale.

Hémoculture (20 octobre) : para A.

Séro-diagnostic (20 octobre) :

Eberth	+ 100
Para A	+ 50 — 100
Para B	+ 20 — 50

Observation VIII

C..., Octave, vingt-neuf ans, 18ᵉ Chasseurs à cheval.

Vacciné contre la fièvre typhoïde : 5 injections en novembre 1914.

Entré le 27 octobre à l'Hôpital de contagieux de Villeurbanne.

Début de la maladie le 19 octobre, à Vaux-en-Velin (vient du front en permission) par frissons, nausées, céphalée, diarrhée.

A l'entrée, malade dans la stupeur; la langue saburrale, rouge sur les bords et, à la pointe, quelques taches rosées; gargouillements dans la fosse iliaque droite; léger météorisme abdominal; grosse rate.

Au cœur, bruits sourds, mal frappés; pouls à 88, plutôt petit. Aux poumons : quelques rales de bronchite disséminés.

Gros disque d'albumine.

La température monte à 39°4 le surlendemain de l'entrée, puis baisse progressivement pour atteindre 37°5 vers le 4 novembre.

Hémoculture (27 octobre) : para A.

Séro-diagnostic (27 octobre) :

Eberth	+ 30
Para A	+ 50
Para B	— 20

Observation IX

H..., Charles, vingt-deux ans, 80e d'Infanterie. Vacciné contre la fièvre typhoïde : 3 injections en janvier 1915.

Entré le 24 octobre à l'Hôpital de contagieux de Gap.

Le malade vient du front où il est malade depuis le 8 octobre.

Début par céphalée et courbature; pas d'épistaxis; quelques vomissements.

Le 10, diarrhée très abondante et très liquide.

Evacué sur Gap. A l'entrée, se plaint surtout de céphalée. Ventre souple, sans taches rosées. Gargouillements intenses dans les deux fosses iliaques dont la palpation est douloureuse.

Matité hépatique normale.

Matité splénique de cinq travers de doigt; la rate n'est pas perçue à la palpation.

Diarrhée liquide jaune foncé, sans glaires, ni fausses membranes, mais elle présente des particules blanchâtres.

Le malade aurait eu 10 selles dans la nuit du 24 au 25 octobre. Pas de faux besoins; pas de ténesme.

Rien au cœur; pouls à 66, légèrement dicrète.

Rien aux poumons, langue saburrale.

Le 5 novembre, la température qui n'avait jamais dépassé 38° depuis l'entrée du malade, est au-dessous de 37° depuis quatre jours; la langue est presque normale.

Encore deux selles diarrhéiques par jour, où l'on voit déjà des parties solides. Ces selles sont gris foncé, mais ne présentent plus les particules blanchâtres qu'on y voyait à l'entrée.

Le ventre est souple; la palpation n'en est pas douloureuse.

Hémoculture (27 octobre) : para A.

Séro-diagnostic dysentérique (27 octobre) :

Flexner . . . . négatif
Shiga . . . . négatif

Séro-diagnostic (27 octobre) :

Eberth . . . . + 20 — 50
Para A. . . . . — 20
Para B. . . . . — 20

Séro-diagnostic (5 novembre) :

Eberth . . . . + 3 + 50
Para A. . . . . — 20
Para B. . . . . — 20

Séro-diagnostic (16 novembre) :

Eberth . . . . — 20
Para A . . . . — 20
Para B . . . . — 20

Observation X

M..., Désiré, 202e d'Infanterie, vacciné contre la fièvre typhoïde : 3 injections avril 1915.

Entré le 5 octobre 1915 à l'Hôpital de contagieux d'Estressin.

Malade depuis le 15 septembre environ, peut-être depuis quelques jours avant; ne se présente cependant à la visite que le 29 septembre. Il est évacué de suite sur l'hôpital.

Début par céphalée vive, frontale; inappétence, lassitude générale. Vomissements assez fréquents, quelques frissons, pas d'épistaxis.

La diarrhée a débuté le 20 septsmbre; tout de suite, elle a été très forte et elle continue avec la même intensité à l'entrée du malade.

La céphalée a diminué depuis un ou deux jours. Abattement marqué sans prostration véritable. Objectivement, réflexes rotuliens un peu exagérés, brusques, tendance à la trépidation épileptoïde ; les autres réflexes sont normaux.

Quatre ou cinq taches rosées, discrètes, petites, sur les parois latérales du thorax seulement.

Légère desquamation abdominale avec sudamina.

La pression dans les deux fosses iliaques ne montre pas de gargouillements ; elle est un peu douloureuse à droite.

Matité hépatique normale. Matité splénique de trois travers de doigt. On ne peut pas sentir la rate à la palpation.

Au cœur, bruits normaux. Le pouls est à 84.

Sibilances et ronchus disséminés dans les deux poumons, surtout à droite et en avant.

Langue assez fortement saburrale, mais humide ; légère pharyngite; pas d'ulcérations du voile.

Très gros disque d'albumine.

10 octobre. — Un peu moins d'abattement; l'état général s'améliore, la température baisse ; apparition de

nombreuses taches rosées, environ une quarantaine, à la fois sur le thorax et sur l'abdomen. Pas de modification de la rate.

Urines : gros disque d'albumine.

Léger souffle mésocardiaque et mésosytolique.

14 octobre. — Disparition de l'albumine.

22 octobre. — Grande amélioration de la température depuis 36 heures. Langue saburrale. La rate a une matité de 6 centimètres sur 4. Persistance de quelques sibilances.

8 novembre. — Convalescence très lente.

Hémoculture (6 octobre) : Para A.

Séro-diagnostic (6 octobre) :

Eberth	+ 50 — 100
Para A	+ 100 + 250
Para B	+ 20 — 50

Séro-diagnostic (9 octobre) :

Eberth	+ 50 — 100
Para A	+ 20 — 50
Para B	+ 20 — 50

Séro-diagnostic (19 octobre) :

Eberth	+ 50 + 100
Para A . .	+ 100 + 250 — 500
Para B	+ 20 — 50

Observation XI

W..., Arthur, 366e d'Infanterie. Vacciné contre la fièvre typhoïde : 4 injections en décembre 1914.

Entré à l'Hôpital de contagieux d'Estressin le 4 octobre 1915.

Evacué le 20 août du front sur l'Hôpital de Péage-de-Roussillon pour amaigrissement consécutif à de la diarrhée, des vomissements, sans céphalée, ni épistaxis. Ces symptômes disparaissent peu à peu au Péage avec le régime lacté.

Le 11 septembre, à la suite d'une promenade où il aurait pris froid, le malade a des frissons et de la température qui continue les jours suivants.

A ce moment, céphalée qui dure trois jours. Pas de toux, pas de diarrhée, pas de côté, le malade ne se plaignant que de sa fièvre, de lassitude et d'inappétence.

Depuis son entrée, le malade a des sueurs très fortes pendant la nuit; elles ont apparu pour la première fois il y a quelques jours.

De temps en temps, un peu de toux sèche, sans expectoration. Ni abattement, ni prostration.

A l'examen, pas de taches rosées typiques, mais éruption de sudamina.

Pas de gargouillements dans les fosses iliaques, pas de point douloureux dans la même région. Sur le bord externe du grand droit, à gauche, au niveau de l'ombilic, petit point douloureux correspondant à une douleur spontanée que le malade aurait ressentie la nuit précédente. La palpation à ce niveau ne décèle rien.

Matité hépatique normale.

Matité splénique de plus d'un travers de main. Le pôle inférieur est très facilement senti à la palpation.

Au cœur, bruits normaux; pouls à 75 pour une température de 39.

Aux poumons : à gauche, submatité dans la fosse sous-épineuse très nette avec légère diminution des vibrations à ce niveau. Au niveau du hile, quelques râles crépitants assez fins, sans éclat. Pas d'exagération de la toux, ni de la voix.

Langue assez fortement saburrale, humide. Pas de pharyngite. Pas d'ulcération du voile, ni de la langue.

7 octobre. — On trouve, ce matin, à la base droite, dans le tiers inférieur du poumon et en arrière, quelques gros râles discrets, sans râles fins, ni souffle. On ne retrouve que difficilement les râles du sommet gauche.

23 octobre. — État général bon; pas d'abattement;

langue normale. La rate, volumineuse, mesure 14 centimètres sur 12.

Hémoculture (6 octobre) : stérile.

Séro-diagnostic (6 octobre) :

Eberth	+ 50	+ 100
Para A	+ 50	— 100
Para B	+ 20	— 50

Observation XII

A..., Eugène, vingt-huit ans, 97ᵉ d'infanterie. Vacciné contre la fièvre typhoïde : 2 injections en janvier 1915.

Entre à l'hôpital de contagieux de Villeurbanne le 23 novembre 1915.

Vient du front en permission de 6 jours le 10 novembre, tombe malade le 11 : céphalée, courbature, épistaxis. Envoyé à l'hôpital complémentaire n° 16 le 14 novembre, d'où il est évacué à Villeurbanne.

A l'entrée : langue saburrale, météorisme abdominal, grosse rate, quelques taches rosées.

La température oscille entre 38 et 39°2, montant même à 39°5 le 25 novembre; elle se maintient avec de grandes oscillations jusqu'au 3 décembre, puis elle tombe en 2 jours à la température normale.

Hémoculture (24 novembre) : para A.

Séro-diagnostic (24 novembre) :

Eberth	+ 20
Para A	— 20
Para B	— 20

Séro-diagnostic (29 novembre) :

Eberth	+ 20
Para A	— 20
Para B	— 20

Observation XIII

D... Louis, vingt-sept ans, 29e d'artillerie, vacciné contre la fièvre typhoïde : 2 injections en février 1915.

Entre à l'hôpital de contagieux de Valence le 2 octobre.

Evacué du front le 23 septembre pour asthénie, sans autre signe. Depuis, fièvre entre 39 et 40°; pas de diarrhée; pas de céphalée, pas d'épistaxis.

A son entrée, le 2 octobre, prostration marquée. Langue un peu blanche au milieu et peu sèche; éruption énorme de taches paraissant bien être des taches rosées, mais dont beaucoup s'effacent mal à la pression; on les trouve sur tout le tronc, le ventre, la poitrine, les flancs et le dos. Le corps, sauf les membres, est constellé de ces taches innombrables.

Gargouillements dans la fosse iliaque droite. Ventre souple; rate nettement augmentée à la percussion.

Aux poumons : signes de bronchite légère.

Cœur normal, pouls à 76 avec quelques intermittences.

La température est assez irrégulière : jusqu'au 16 octobre elle a de grandes ascillations pendant 1 ou 2 jours, suivies d'une période de 2 ou 3 jours autour de 38°, laquelle est suivie de nouveau de grandes oscillations. A partir du 16, la température se maintient autour de 37°.

25 octobre. — Le malade n'a jamais eu de diarrhée de toute sa maladie; il est plutôt constipé.

L'éruption a duré 5 à 6 jours; elle a disparu progressivement sans passer par la gamme des tons ecchymotiques. Actuellement aucune tache.

Ventre souple et non douloureux, sauf dans une petite région de la fosse iliaque droite.

La rate est encore grosse et un peu douloureuse à la percussion.

Au poumon gauche, on constate dans la fosse sus-épineuse une matité nette à la percussion forte, sans râles, avec légère exagération des vibrations, sans retentissement de la toux, ni de la voix.

Légère atrophie de l'hémithorax gauche avec rétraction des espaces intercostaux, surtout inférieurs; forte diminution de l'amplitude respiratoire.

En avant, obscurité semblable, sans râles, sans submatité appréciable; pas de frottements pleuraux permettant d'expliquer les points dont se plaint le malade. Poumon droit absolument normal.

7 décembre. — Rien à noter de nouveau. Au point de vue pulmonaire, les divers signes du côté gauche ont plutôt diminué; la température n'a pas repris; la rate présente toujours une matité de 4 travers de doigt; elle est toujours perçue à la palpation.

La convalescence est normale, à part quelques vomissements bilieux au début de l'alimentation.

Hémoculture (9 octobre) : négative.

Séro-diagnostic (9 octobre) :

Eberth	+ 30 ± 50
Para A.	+ 50
Para B	— 20

Séro-diagnostic (26 octobre) :

Eberth	+ 50 ± 100
Para A.	± 250
Para B.	— 20

Observation XIV

M..., Edmond, vingt-quatre ans, 5e colonial. Vacciné contre la fièvre typhoïde : 3 injections en mai 1915, à Lemnos.

Entre à l'hôpital de contagieux le 16 octobre 1915.

Evacué le 31 août des Dardanelles pour dysenterie; envoyé en convalescence au dépôt. C'est au dépôt que débute sa maladie le 8 octobre par de la diarrhée, de la fièvre, des frissons, une toux légère, des vomissements et de la céphalée, des cauchemars et de l'insomnie.

A l'entrée : température de 40°2. Le malade est dans la stupeur avec des tremblements de la langue; celle-ci est saburrale.

L'examen permet de constater du météorisme, du gargouillement dans les deux fosses iliaques et une rate hypertrophiée, perçue à la palpation. Diarrhée abondante avec selles jus de melon; pas de taches rosées; léger disque d'albumine.

La température se maintient jusqu'au 18 octobre autour de 40°.

18 octobre. — Apparition de taches rosées. Les jours suivants, la température baisse progressivement, se maintient en plateau à 39° pendant un septénaire, puis descend entre 37° et 38°.

Le 31 octobre au soir, alors que la température de la journée avait été au-dessous de 37°2, le thermomètre monte brusquement à 38°8, pour redescendre le lendemain au-dessous de 37°.

Le 2 novembre au soir, la température monte brusquement de 36°8 à 41°, pour descendre le 3 au matin à 40°2 au début de la matinée, puis à 36°9 vers midi; dans la soirée, nouvelle ascension à 39°, avec descente à 36°7 au début de la nuit.

Les jours suivants, la température est en hypothermie manifeste; elle n'atteindra 37° qu'après le 10 novembre.

Cette élévation de température brusque du 2 novembre rappelle les accidents thermiques décrits par Bouveret au début de la convalescence de la fièvre typhoïde.

Hémoculture (22 octobre) : Para A.

Séro-diagnostic (22 octobre) :

Eberth.	+ 100
Para A.	+ 50
Para B.	± 20

Séro-diagnostic (24 octobre) :

Eberth.	+ 50
Para A	+ 50
Para B.	— 20

Séro-diagnostic (2 novembre) :

Eberth.	± 100
Para A	+ 100
Para B.	— 20

Observation XV

A..., Jean, trente et un ans, 336e d'infanterie. Vacciné contre la fièvre typhoïde : 4 injections en mai 1915.

Entre le 9 octobre 1915 à l'hôpital de contagieux de Villeurbanne.

Evacué du front le 5 octobre pour blessure légère : ecchymose à la cuisse droite par éclat d'obus.

5 octobre. — Céphalée, courbature, diarrhée, épistaxis.

A l'entrée, malade dans la stupeur, langue saburrale, météorisme abdominal, grosse rate, pas de taches rosées.

Urines : gros disque d'albumine.

14 octobre. — Apparition de taches rosées; la température se maintient, depuis l'entrée, en plateau entre 39° et 40°.

6 novembre. — La température s'est maintenue au-dessus de 39° jusqu'au 1er novembre, avec des oscillations assez grandes qui ont atteint, le 23 octobre, près de 3° (37°2 à 40°). A partir du 31 octobre, la température baisse assez

brusquement, pour atteindre la normale le 3 novembre. L'albuminurie a disparu.

Hémoculture (11 octobre) : para A.

Séro-diagnostic (11 octobre) :

Eberth	+ 100
Para A	+ 20
Para B . . . . . + 20	± 50

Séro-diagnostic (22 octobre) :

Eberth.	+ 100
Para A. . . . + 100	± 250
Para B.	— 20

Séro-diagnostic (27 octobre) :

Eberth.	+ 100
Para A. . . . . + 250	± 500
Para B.	— 20

Observation XVI

R..., Constant, trente ans, 174e d'infanterie. Vacciné contre la fièvre typhoïde : 4 injections, mars 1915.

Entre le 9 octobre 1915 à l'hôpital de contagieux de Villeurbanne.

Evacué du front le 3 octobre pour blessure.

5 octobre. — Céphalée, courbature, frissons, constipation.

A l'entrée : langue saburrale, gargouillements dans la fosse iliaque droite, léger météorisme abdominal, grosse rate. Température entre 39°2 et 39°8.

2 novembre. — La température s'est maintenue en plateau vers 40°, depuis le 12 jusqu'au 19 octobre; après quoi, elle a baissé progressivement pour atteindre le normale ces jours-ci.

Hémoculture (11 octobre) : para A.

Séro-diagnostic (11 octobre) :

Eberth	+ 50
Para A	— 20
Para B	— 20

Séro-diagnostic (22 octobre) :

Eberth	+ 50
Para A	— 20
Para B	— 20

Séro-diagnostic (27 octobre) :

Eberth	± 50
Para A	— 20
Para B	— 20

Observation XVII

R..., Albert, quarante-cinq ans, 158e d'infanterie. Vacciné contre la fièvre typhoïde : 4 injections en juillet 1915.

Entre le 13 octobre à l'hôpital Desgenettes.

Vient de l'Exposition où il était depuis deux mois. Malade depuis dix jours environ

A l'entrée : céphalée, constipation, langue un peu sèche, taches rosées, ventre peu tendu; le foie dépasse de 4 travers de doigt la ligne des fausses côtes et est un peu dur; pas de sensibilité dans la fosse iliaque droite. La rate est perçue à la palpation.

Rien à l'auscultation, ni au cœur, ni aux poumons.

Rien à la gorge. Pas d'albumine. Légère pointe de hernie inguinale.

26 octobre. — La température a évolué en plateau depuis le 13 octobre jusqu'au 22 entre 39° et 39°8. Depuis le 23, elle descend pour atteindre, le 25, la normale.

Pas d'albumine.

Hémoculture (20 octobre) : Para A.

Séro-diagnostic (18 octobre) :

Eberth	+ 20 — 50
Para A.	± 20 — 50
Para B.	— 20

Observation XVIII

M..., Henri, vingt-six ans, 162e d'infanterie.

Vacciné contre la fièvre typhoïde : 2 injections, février 1915. Entre le 26 octobre à l'hôpital de contagieux de Villeurbanne.

Evacué du front le 20 septembre pour bronchite aiguë. Début de la maladie le 15 octobre par de la fièvre, de la céphalée, de la courbature, des douleurs abdominales et de la constipation.

A l'entrée, langue saburrale, météorisme abdominal; gargouillement dans la fosse illiaque droite ; grosse rate.

Pas d'albumine.

14 novembre. — Température évoluant avec des oscillations assez grandes entre 38 et 40 ; le 7 novembre, la température reste définitivement au-dessous de 39 et atteint la normale le 12 novembre.

Hémoculture (27 octobre) : Para A.

Sero-diagnostic (27 octobre) :

Eberth	+ 20 — 50
Para A.	— 20
Para B.	— 20

Observation XIX

D..., Alexandre, vingt-neuf ans, 118e d'infanterie. Vacciné contre la fièvre typhoïde : 4 injections, mars 1915.

Entré le 23 octobre 1915 à l'hôpital de contagieux de Gap.

Vient du front (Somme-Tourbe). Malade depuis le

15 octobre. La maladie a débuté par de la céphalée, de la courbature, de la diarrhée; pas d'epistaxis. Le malade ne se présente à la visite que le 20 octobre. On l'évacue immédiatement.

A l'entrée, température 40° 5. Le malade accuse de la céphalée, de la courbature, de la diarrhée· il aurait vomi un peu les premiers jours de sa maladie; actuellement, il ne vomit plus. La diarrhée persiste assez intense, 4 selles par jour et autant par nuit, liquides, jaune brunâtre, sans glaires. Le ventre est souple, sans taches rosées; palpation douloureuse dans la fosse illiaque droite, où l'on perçoit du gargouillement. Rate grosse (5 travers de doigt). Foie normal. La langue est un peu saburrale; le pouls est à 100, plein, sans dicrotisme; quelques sibilances dans les deux poumons. Toux légère, sans expectoration caractéristique. Pas d'albumine.

5 novembre. — La température est descendue progressivement, restant le soir à environ 39° et le matin autour de 38°. Plus de céphalée; la diarrhée a bien diminué; le malade va beaucoup mieux.

1er décembre. — Evolution normale; hypothermie depuis dix jours.

Hémoculture (25 octobre) : Para A.

Séro diagnostic (24 octobre) :

Eberth.	+ 20	± 50	
Para A.	+ 20	+ 50	
Para B.	± 20	— 50	

Séro diagnostic (12 novembre) :

Eberth			± 30
Para A. .	+ 20	± 50	— 10
Para B. . . .		± 50	± 100

Séro diagnostic (16 novembre) :

Eberth. . . .		± 50	— 100
Para A.			± 100
Para B.			+ 20

Observation XX

M... Félix, quarante-cinq ans, 158e d'infanterie. Vacciné contre la fièvre typhoïde : 4 injections, juin 1915.

Entre le 18 octobre 1915 à l'hôpital de contagieux de Villeurbanne.

Début le 3 octobre par courbature, douleurs dans les membres, céphalée, constipation.

A l'entrée, langue saburrale, météorisme abdominal, gargouillement dans la fosse illiaque droite; rate perçue à la palpation.

Léger disque d'albumine.

2 novembre. — La température, après avoir atteint 39,1 le lendemain de l'entrée, s'est abaissée à environ 38 le 21 octobre, puis nouvelle poussée durant une huitaine de jours atteignant de nouveau 39. La température devient normale à partir du 31 octobre.

Hémoculture (20 octobre) : stérile.

Séro-diagnostic (20 octobre) : stérile.

Eberth.	± 20
Para A. . . . . + 50	± 100
Para B.	— 20

Observation XXI

L..., Cyprien, vingt-trois ans, 158e d'infanterie. Vacciné contre la fièvre typhoïde : 3 injections, octobre 1913.

Entre le 23 octobre à l'hôpital de contagieux de Villeurbanne.

Evacué du front le 21 octobre 1914 pour plaie par éclat d'obus à la fesse droite.

8 octobre 1915. — Début de la maladie par céphalée, frissons, courbature, insomnie, cauchemars.

A l'entrée, langue saburrale, gargouillement dans la fosse illiaque droite; grosse rate.

Température autour de 39° atteignant 39°,9 le 27 octobre. A partir du 30 octobre, la température se maintient plus basse.

8 novembre. — Apyrexie.

Hémoculture (27 octobre) : Para A.

Séro-diagnostic (27 octobre).

Eberth	+	50
Para A	±	20
Para B	—	20

Séro-thérapie (3 novembre) :

Eberth	± 50 —	100
Para A	± 20 —	50
Para B.	—	20

Observation XXII

S..., Joseph, trente-huit ans, 10e chasseurs à pied.

Vacciné contre la fièvre typhoïde : 2 injections en décembre 1914.

Entre le 6 novembre 1915 à l'hôpital de contagieux de Villeurbanne.

Arrivé du front en permission, à Vaulx-en-Velin, le 18 octobre. Début le 20 octobre par céphalée, frissons, courbature, diarrhée, insomnie, cauchemars.

A l'entrée, stupeur, langue saburrale, rouge sur les bords, gargouillements dans la fosse illiaque droite, léger météorisme abdominal; rate grosse, perceptible à la palpation. Aux poumons, quelques râles de bronchite disséminés; respiration soufflante au sommet droit.

Gros disque d'albumine.

Température : 40°,2 le lendemain de l'entrée.

21 novembre. — La température s'est maintenue entre 37°,5 et 39° les 7 et 8 novembre; le 10, elle baisse nette-

ment avec maximum 38°,5. A partir de ce moment, nouvelle poussée dépassant 39° les 12, 13, 14, 15 et 16 novembre.

Le 17, chute brusque de température; le 18, apyrexie.

25 novembre. — Urines : pas d'albumine.

Hémoculture (8 novembre) : stérile.

Séro-diagnostic (8 novembre) :

Eberth.	+ 30
Para A	+ 100
Para B	— 20

Observation XXIII

L..., Joseph, vingt-trois ans, 65e d'infanterie. Vacciné contre la fièvre typhoïde : 4 injections en avril 1915.

Entre le 30 octobre 1915 à l'hôpital de contagieux de Villeurbanne.

Evacué du front le 14 octobre pour courbature fébrile.

Début le 10 octobre par céphalée, douleurs abdominales, constipation.

A l'entrée, langue saburrale, rouge sur les bords; gargouillements dans la fosse iliaque droite; léger météorisme abdominal, taches rosées; léger disque d'albumine.

10 novembre. — La température baisse assez rapidement. Le 3 novembre, elle oscille entre 36°,5 et 38°. Les 4 jours suivants elle remonte, atteignant 38°,8 le 5 et le 6 novembre. Le 8 novembre, apyrexie.

15 novembre. — Pas d'albumine.

Hémoculture (29 octobre) : stérile.

Séro-diagnostic (29 octobre) :

Eberth	+ 50
Para A.	+ 50
Para B.	— 20

Séro-diagnostic (12 novembre) :

Eberth.	+ 100
Para A	+ 250
Para B	+ 50

Observation XXIV

M..., Jean, trente ans, 37e colonial.

Vacciné contre la fièvre typhoïde : 2 injections en janvier et février 1915. Entre le 22 septembre 1915 à l'hôpital de contagieux de Valence.

Evacué du front il y a 2 mois et demi pour entérite chronique et faiblesse de constitution ; depuis le mois d'août se porte assez bien.

15 septembre. — Début de la maladie par courbature, fièvre, vomissements, légère céphalée, diarrhée, pas d'épitaxis.

A l'entrée, pas de prostration, langue blanche, mais peu sèche ; température entre 38°,5 et 39°,5. Pouls, 112. Ventre dur ; rate augmentée de volume ; pas de gargouillement pas de taches rosées.

Cœur et poumons normaux.

26 novembre. — La diarrhée a complètement cessé au bout de 10 jours ; la convalescence a été normale, cependant, l'augmentation du poids a été plutôt minime et nulle, même pendant la dernière semaine.

Récemment est venue une crise d'entérite ; le malade y est sujet depuis longtemps.

Il n'existe plus de matité splénique.

Etat général médiocre.

Hémoculture (23 septembre) : Para A.

Séro-diagnostic (23 septembre) :

Eberth.	+ 20 ± 30
Para A	— 20
Para B.	— 20

Séro-diagnostic (9 octobre) :

Eberth.	+ 30 ± 50
Para A.	— 20
Para B.	— 30

Observation XXV

C..., François, 328e d'infanterie. Vacciné contre la fièvre typhoïde : 4 injections, février 1915.

Entre le 1er septembre 1915 à l'hôpital de contagieux d'Estressin.

Blessé le 15 juillet aux Eparges. Evacué immédiatement avec plaie de la région sacrée par un schrapnell. L'extraction du projectile donne un peu de température qui diminue au bout de 8 jours.

Le 17 août, alors que depuis 2 jours le malade était à 37°, la température commence à s'élever progressivement par quelques oscillations ascendantes assez semblables à celles de la fièvre typhoïde. La température atteint 39°,5 le 21, puis elle diminue les deux jours suivants; à partir du 24, nouvelle ascension qui atteint 39°,9 le 26. Puis, la température se maintient entre 38° et 39°,5 ou 39°,6 jusque vers le 10 septembre, où elle diminue pour atteindre la normale, vers le 17 septembre.

A l'entrée, le malade ne se plaint d'aucun trouble, à peine un peu de lourdeur de tête; il n'a ni diarrhée, ni vomissements, n'est pas abattu, ne tousse pas. Pas la moindre tache rosée. Dans la fosse iliaque droite, gargouillements. Matité hépatique normale; rate un peu grosse avec matité de 3 travers de doigt. On sent très facilement le pôle inférieur. Cœur normal. Pouls à 60 environ pour une température de 38°2.

Rien aux poumons. Langue moyennement saburrale, avec des bords humides normaux. Pas d'ulcération du voile.

Léger disque d'albumine.

La diarrhée, qui a été niée par le malade, existe en réalité à 2 ou 3 selles par jour, sans compter les matières diarrhéiques évacuées par les lavements.

18 septembre. — Abcès dentaire, qui n'a que peu influé sur la température. La diarrhée continue à 3 ou 4 selles par jour. La matité splénique persiste sans changement. L'état général est bon; il n'y a jamais eu aucun abattement.

29 octobre. — Le malade sort guéri.

Hémoculture (4 septembre) : para A.

Observation XXVI

M..., Emile, vingt et un ans, 147e d'infanterie. Vacciné contre la fièvre typhoïde : 4 injections en mars 1915.

Entré le 18 juillet 1915 à l'hôpital de contagieux de Gap.

Evacué du front le 12 juillet pour lymphangite occasionnée par une excoriation à la cheville. Depuis 4 ou 5 jours, il se plaignait déjà de céphalée, de fatigue générale, de fièvre typhoïde et de diarrhée. Pas d'épistaxis.

A l'entrée, bon état général, pas de prostration; céphalée. Le ventre est souple; légère douleur sans gargouillement dans la fosse iliaque droite. Rate perceptible à la percussion. 1 ou 2 taches rosées. Foie normal. Langue très saburrale, rouge à la pointe et sur les bords; gorge un peu rouge.

Aux poumons, pas de signes d'auscultation; mais le malade tousse et crache un peu. Pouls à 96, régulier, fortement dicrote. Bruits de cœur normaux.

24 juillet. — Le malade a beaucoup toussé toute la nuit; les crachats sont un peu sanguinolents; à l'auscultation, rien aux poumons. Hier soir, la température, qui était les jours précédents entre 40°4 et 39°8, monte à 41°; ce matin elle est à 38°8.

3 août. — La température se maintient entre 38° et 39°. La toux et l'expectoration ont cessé.

13 août. — La défervescence est complète ; la température s'est maintenue au-dessus de 39° tous les soirs depuis le 24 juillet jusqu'au 9 août.

Hémoculture : bacille paratyphique A.

Observation XXVII

V..., Jean, 18e chasseurs à cheval, vingt-quatre ans. Vacciné contre la fièvre typhoïde : 4 injections en 1913.

Entré le 28 octobre à l'hôpital de contagieux de Villeurbanne.

Début il y a 15 jours par céphalée, frissons, courbature, toux légère, diarrhée.

A l'entrée, langue saburrale, rouge sur les bords ; gargouillements dans la fosse iliaque droite, météorisme abdominal, grosse rate. Aux poumons, quelques râles de bronchites disséminés. Température, 40°.

Gros disque d'albumine.

3 novembre. — La température s'est maintenue à 40° tous les soirs jusqu'au 31 octobre ; elle a baissé assez brusqueme le 1er et le 2 pour atteindre aujourd'hui la normale.

16 novembre. — L'apyrexie du 3 novembre ne fut que momentanée ; dès le lendemain, la température remontait progressivement pour atteindre 38°7 le 8 novembre ; elle baisse ensuite peu à peu. Apyrexie nouvelle le 14 novembre, qui se continue aujourd'hui ; pas d'albumine dans les urines.

Hémoculture (29 octobre) : para A.

Séro-diagnostic (29 octobre) :

Eberth	±	30		
Para A	+	100	±	250
Para B	—	20		

Séro-diagnostic (12 novembre) :

Eberth . . . . . + 50
Para A . . . . . + 500 ± 1.000
Para B . . . . . — 20

Observation XXVIII

C..., François, vingt-quatre ans, 3e groupe d'artillerie d'Afrique. Vacciné contre la fièvre typhoïde : 4 injections en 1913.

Entré le 24 octobre à l'hôpital de contagieux de Villeurbanne.

Depuis le 10 octobre courbature, céphalée, frissons, fièvre.

A l'entrée, stupeur, langue saburrale, gargouillemennts dans la fosse iliaque droite; rate perceptible à la palpation. Température : 39°4. Léger disque d'albumine.

14 novembre. — La température a procédé par grandes oscillations, atteignant 40° à 2 reprises, et se maintenant en général au-dessus de 39° tous les soirs jusqu'au 8 novembre. A partir de ce moment, elle tombe assez rapidement. Le 11 novembre, apyrexie. Aujourd'hui, disparition de l'albumine.

Hémoculture (24 octobre) : para A.

Séro-diagnostic (28 octobre) :

Eberth . . . . . ± 20
Para A . . . . . — 20
Para B . . . . . — 20

Observation XXIX

C..., Emile, vingt-deux ans, 10e cuirassiers, vacciné contre la fièvre typhoïde : 2 injections en juillet 1914.

Entré le 12 septembre à l'hôpital de contagieux de Villeurbanne.

Evacué du front pour blessure le 17 novembre 1914 ; au dépôt de convalescents depuis le 22 juillet 1915.

Début le 2 septembre par céphalée, épistaxis, vomissements, constipation, cauchemars.

A l'entrée, céphalée, courbature, douleurs vives au niveau des articulations sans gonflement, langue saburrale, météorisme abdominal, gargouillements dans la fosse iliaque droite, taches rosées lenticulaires, grosse rate. Aux poumons, quelques râles de bronchite disséminés.

13 septembre. — Epistaxis assez abondante.

6 octobre. — La température, qui atteignait 40° à l'entrée, est tombée progressivement jusqu'à n'atteindre que 38° ou 38°2 le soir, à partir du 18 septembre; mais cette température subfébrile a persisté jusqu'au 1er octobre. Actuellement, apyrexie.

Hémoculture (13 septembre) : stérile.

Séro-diagnostic (13 septembre) :

Eberth	+ 50 ± 100
Para A	+ 50 ± 100
Para B	ébauché à 1/50

Séro-diagnostic (18 septembre) :

Eberth	+ 50 ± 100
Para A	+ 50 ± 100
Para B	± 20 — 50

Observation XXX

C..., Georges, vingt et un ans, 69e d'infanterie. Vacciné contre la fièvre typhoïde : 4 injections en janvier 1915.

Entré à l'hôpital Desgenettes le 2 octobre 1915.

Evacué de la Champagne après blessure à la cuisse droite par éclat d'obus.

Malade depuis le 29 septembre.

A l'entrée, céphalée; langue blanche, un peu sèche; ventre

ballonné, taches rosées, rate perceptible à la palpation. Matité splénique masquée par le tympanisme. Constipation. Pas d'albumine.

La température dépasse 40° le 29 septembre et le 1er octobre, puis baisse; le 6 octobre, elle recommence à monter, puis se maintient autour de 39°5 tous les soirs jusqu'au 15 octobre. Elle descend progressivement ensuite. Le 21 octobre, apyrexie.

Hémoculture (3 octobre) : stérile.

Séro-diagnostic (7 octobre) :

Eberth	+ 50	— 100
Para A	+ 100	± 250
Para B	± 20	— 50

Observation XXXI

A..., Marcel, dix-neuf ans, 157e d'infanterie. Vacciné contre la fièvre typhoïde : 4 injections en mai 1915.

Entré le 10 octobre 1915 à l'hôpital des contagieux de Gap.

Malade depuis le 20 septembre. Début par frissons, céphalée violente, inappétence, vomissements, diarrhée ; pas d'épistaxis. Le malade continue cependant son service jusqu'au 2 octobre où il entre à l'infirmerie. Pendant son séjour à l'infirmerie, la diarrhée a cessé, et, depuis ce moment, il est un peu constipé.

Il entre le 10 octobre à l'hôpital de Gap avec une température de 39°8. Se plaint de céphalée et présente un peu de douleur dans la fosse iliaque droite, sans gargouillement. Pas de taches rosées. Le ventre n'est ni ballonné, ni météorisé. Matité hépatique normale. Matité splénique de 4 travers de doigt. Constipation. Pouls à 96, non dicrote. Rien au cœur. Langue saburrale. Légère dysphagie due à un peu de rougeur de la gorge sans ulcération.

12 octobre. — La température se maintient entre 39°5

et 40°. La dysphagie a disparu ainsi que la rougeur de l'arrière-gorge. Aucun symptôme pulmonaire. La constipation persiste, mais un lavement donné hier a déterminé dans la nuit 2 selles nettement jus de melon.

19 octobre. — La céphalée a diminué. La courbe thermique marque encore quelques clochers, mais a tendance à descendre; elle est ce matin à 38°1. L'état intestinal persiste le même. Apparition de quelques taches rosées. Matité splénique de 4 travers de doigt. Etat général bon.

25 octobre. — Hypothermie.

Examens de laboratoire.

Hémoculture (12 octobre) : para A.

Séro-diagnostic (12 octobre) :

Eberth	+ 10 — 30
Para A	+ 100 ± 250
Para B	± 20 — 50

Séro-diagnostic (16 octobre) :

Eberth	± 50
Para A	+ 250 ± 500
Para B	± 50

Observation XXXII

B..., François, trente-deux ans, 36e colonial. Vacciné contre la fièvre typhoïde : 3 injections en janvier 1915.

Entré le 18 octobre à l'hôpital de contagieux de Valence. Etait au dépôt de convalescents pour suivre un traitement de mécanothérapie après blessure. Il y a 8 jours, début de la maladie actuelle par céphalée, frissons, douleurs abdominales, anorexie, fièvre, pas de diarrhée, pas d'épistaxis.

A l'entrée, peu de prostration. Température : 39°5. Langue blanche, rouge sur les bords; ventre souple, gargouillant; pas de taches rosées; rate non perçue. Pouls à 128.

21 octobre. — 2 ou 3 taches rosées suspectes au niveau de l'abdomen, météorisme léger; gargouillement dans les deux fosses iliaques, surtout droite; diarrhée légère à selles rares; quelques vomissements hier et aujourd'hui. La matité splénique dépasse un bon travers de main, atteignant presque la ligne mamelonnaire. Pôle inférieur facilement senti.

3 novembre. — La température, qui réagit très peu aux bains, tombe actuellement en lysis lent. L'état général est meilleur; la diarrhée, autrefois très abondante, avait presque complètement disparu après 4 à 5 jours d'administration de teinture d'iode; elle a repris bien moins forte depuis le début de novembre.

Objectivement, rate toujours très grosse, pouls toujours rapide aux environs de 110 à 116; enfin, depuis quelques jours, aux deux bases, surtout à droite, sibilances et quelques râles de bronchite. On a pu noter une éruption de 1 ou 2 taches rosées persistant 2 ou 3 jours. Cette éruption s'est répétée à 3 reprises.

3 décembre. — La défervescence a eu lieu le 15 novembre; chute en lysis lent; peu de réaction de la température aux bains; la diarrhée a disparu vers la même époque après une décroissance progressive et n'a plus reparu. Le malade ne va actuellement à la selle que par lavements. L'état général est bon. La rate est encore sentie; sa matité semble, cependant, avoir diminué un peu.

Hémoculture (19 octobre) : para A.

Séro-diagnostic (19 octobre) :

Eberth.	+ 20
Para A . . . . . + 20	± 50
Para B.	± 20

Observation XXXIII

C..., Louis, trente ans, 33e d'infanterie. Vacciné contre la fièvre typhoïde : 4 injections février et mars 1915.

Entré le 10 août à l'hôpital de contagieux de Villeurbanne.

Evacué du front le 5 août pour faiblesse générale.

Début de la maladie le 1er août par céphalée, courbature, frissons, diarrhée.

A l'entrée, langue saburrale; météorisme abdominal; rate perceptible; température : 39°9. Gros disque d'albumine.

10 septembre. — La température s'est maintenue le soir autour de 40° jusqu'au 18 août; du 19 au 26, elle se maintient le soir autour de 39°; du 27 août au 4 septembre, autour de 38°. Apyrexie le 6 septembre. L'albuminurie a disparu le 24 août.

Hémoculture (11 août) : para A.

Observation XXXIV

V..., Auguste, vingt-six ans, 18e chasseurs à cheval. Vacciné contre la fièvre typhoïde : 3 injections en novembre 1914.

Entre le 17 octobre 1915 à l'hôpital de contagieux de Villeurbanne.

Début de la maladie le 12 octobre par céphalée, frissons, courbature, fièvre, diarrhée, cauchemars.

A l'entrée, stupeur, langue rôtie, gargouillements et douleur dans la fosse iliaque droite; météorisme abdominal; rate perceptible à la palpation, signe de Lesieur positif (submatité de la base droite); taches rosées; aux poumons, quelques râles de bronchite disséminés. Gros disque d'albumine.

La température se maintient entre 39° et 40° jusqu'au 9 novembre avec un clocher à 41°1.

Du 10 au 16 novembre, température entre 37° et 38°; apyrexie le 16.

Hémoculture (29 octobre) : para A.

Séro-diagnostic (29 octobre) :

Eberth.	+	30
Para A.	+	250
Para B.	+	100

Séro-diagnostic (12 novembre) :

Eberth.	+	50
Para A.	+	250
Para B.	—	20

Observation XXXV

T..., Joseph, quarante-deux ans, 10e d'artillerie. Vacciné contre la fièvre typhoïde : 3 injections en décembre 1914.

Entre le 9 novembre à l'hôpital de contagieux de Villeurbanne.

Début le 1er novembre par toux légère, céphalée, épistaxis, vomissements, diarrhée.

A l'entrée, langue saburrale; sueurs abondantes; gargouillements dans la fosse iliaque droite; rate perceptible; aux poumons, râles, sibilances, quelques râles muqueux à la base droite.

Gros disque d'albumine. Température, 39°5.

La température se maintient avec de grandes oscillations entre 38°, et même entre 37° et 39°5, jusqu'au 3 décembre. Apyrexie vers le 8 décembre.

L'albuminurie a disparu le 17 novembre.

Hémoculture (12 novembre) : stérile.

Séro-diagnostic (13 novembre) :

Eberth.	+	100
Para A	+	20
Para B	—	20

Séro-diagnostic (18 novembre) :

Eberth	+	100
Para A	+	50
Para B	—	20

Observation XXXVI

Le Co..., Jules, 228e d'infanterie. Vacciné contre la fièvre typhoïde : 4 injections en janvier 1915.

Entre le 14 octobre à l'hôpital de contagieux d'Estressin.

Evacué le 4 septembre pour hydrosadénite.

Depuis août 1915, il présente de la diarrhée alternant avec de la constipation, sans autres symptômes généraux. Le 23 septembre, vomissements abondants et glaireux; forte céphalée; température, 39°. Les vomissements ont persisté jusque vers le 10 octobre et la diarrhée a continué à alterner avec la constipation. Cette nuit, 2 selles diarrhéiques; le malade était constipé depuis 3 jours.

A l'examen, grande faiblesse générale, sans abattement; un peu d'inappétence. Il existe 4 à 5 taches suspectes qui semblent être des taches rosées. La pression dans la fosse iliaque droite est douloureuse et amène une contracture de défense du grand droit droit, les mêmes phénomènes ne se reproduisent pas à gauche. Matité hépatique normale; rate très hypertrophiée, facilement sentie à la palpation, avec matité dépassant 6 travers de doigt. Au cœur, bruits normaux, léger souffle anorganique. Pouls à 96 pour une température de 38°5. Aux poumons, rien à signaler, pas même de sibilance. La langue est assez fortement saburrale au centre avec bords humides normaux. Pas de pharyngite, pas d'ulcération du voile. Pas d'albumine.

L'estomac ne paraît pas très dilaté; la limite supérieure s'arrête au creux épigastrique. Clapotement gastrique très marqué, malgré que la dernière ingestion de liquide date de 3 heures.

6 novembre. — La température a baissé progressivement après l'entrée jusqu'au 24 octobre où elle atteignait 37°3. Elle a remonté les jours suivants atteignant 39°5 le 29 octobre, puis est descendue progressivement. Le 6 novembre, apyrexie.

Hémoculture (15 octobre) : stérile.

Séro-diagnostic (15 octobre) :

Eberth .	+ 250	± 500	— 1.000
Para A .	+ 500	± 1.000	— 2.000
Para B . . .		± 20	— 50

Séro-diagnostic (22 octobre) :

Eberth .	+ 100	± 250	— 500
Para A			+ 3.000
Para B		± 20	— 50

Observation XXXVII

D..., André, vingt-sept ans, aide-major.

Entré le 19 août à l'Hôtel-Dieu.

Vient en permission du front (Argonne), où il a eu, au début du mois d'août, une période diarrhéique d'une quinzaine de jours.

Début le 17 août par de la céphalée, de la rachialgie, de la fatigue progressive, des douleurs musculaires intenses au niveau des lombes et de la nuque. La température atteint 39° le 19 août, puis 40 le 20. A ce moment, céphalée persistante, troubles gastriques avec état nauséeux sans vomissements véritables; rate grosse, assez facilement palpable. Pas de gargouillement dans les fosses illiaques; pas de météorisme; le malade est constipé et ne peut aller à la selle que par lavements. Pas de taches rosées.

A noter une dysphagie intense, sans ulcération buccale; la paroi postérieure du pharynx est rouge et douloureuse. La malade se plaint encore d'un syndrome diaphragmatique léger avec douleurs à la pression sur tout le trajet du phrénique.

26 août. — La température est restée autour de 40° jusqu'à hier; elle semble descendre aujourd'hui. Quelques taches rosées sur l'abdomen, douteuses.

Pas d'albumine. Persistance de la constipation et de la céphalée. Les douleurs musculaires et le syndrome diaphragmatique ont disparu. La rate paraît moins grosse, elle est très difficilement palpable.

15 septembre. La température a baissé progressivement jusqu'au 29 août, où elle a atteint 39°. Elle s'est maintenue au plateau à 39° jusqu'au 4 septembre, puis a fait un second plateau à 38 du 8 au 11 septembre. Elle a atteint la normale à partir du 14. Elle a peut-être été prolongée par l'apparition d'accidents de la dent de sagesse à la fin de la première semaine de septembre.

Hémoculture (19 août) : para A.

PARATYPHOÏDES AVEC RECHUTES

Les observations qui suivent concernent des malades qui auront des rechutes, soit que la ou les rechutes aient été observées en même temps que la première atteinte, soit que la première atteinte ait évolué sur le front ou dans le corps avant l'évacuation du malade à l'hôpital de contagieux.

Observation XXXVIII

V..., Louis, 37e d'artillerie. Vacciné contre la fièvre typhoïde : 2 injections en novembre 1914.

Entre le 5 octobre 1915 à l'hôpital de contagieux d'Estressin.

Malade depuis le 10 septembre environ. Il fait remonter le début de sa maladie à une course à cheval de 35 kilomètres, à la suite de laquelle il se sentit fatigué, eut de la courbature générale sans diarrhée, ni coliques, ni points de côté, ni épistaxis. La température était alors de 37°9 à 38°.

Evacué le 14 septembre sur Châlons-sur-Marne, il y présente de la fièvre qui atteint 40°; on lui met de la glace sur le ventre, dit-il, à cause de sa température. Il aurait eu un peu de congestion pulmonaire gauche, sans toux, ni expectoration. A ce moment, les seuls symptômes étaient toujours de la fièvre, un peu de faiblesse générale et d'inappétence, quelques coliques sans diarrhée. Le soir, un peu de céphalée.

Le 1er octobre il quitte Châlons, évacué sur Vienne. Il n'a plus que 37 à 37°2. La première poussée a donc duré une quinzaine de jours. Dès son arrivée à Vienne-Estressin, la température remonte à près de 40°, sans aucun symptôme nouveau.

A l'examen, malade non abattu, très reposé, sans lassitude anormale, disant avoir de l'appétit; au niveau de l'abdomen, pas de taches rosées; 4 ou 5 points douteux qui semblent être de l'acné; pas de météorisme; pas de gargouillements dans la fosse illiaque; pas de points douloureux à la pression. Le foie a une matité normale. Il est très difficile d'apprécier l'hypertrophie de la rate, qui semble exister cependant. Il y a, en effet, à la base du thorax gauche, une énorme matité allant à l'avant jusqu'à la ligne mamelonnaire, s'étendant sur un travers et demi de main, mais il est difficile d'affirmer qu'il s'agit de matité splénique et non de congestion pulmonaire. Dans le décubitus latéral droit et dans les très grandes inspirations, on peut sentir légèrement le bord inférieur de la rate butant sur la main; on est étonné de ne percevoir pas plus facilement une rate qui, d'après la matité, devrait être très grosse. D'autre part, avec les changements de position du malade, il n'y a pas de modification notable dans les limites de la matité.

Cœur normal, sans bruits surajoutés. Pouls à 76. Au poumon droit, rien d'anormal; dans la fosse sous-muqueuse, la respiration manque un peu de pureté, sans aucun autre signe.

Au poumon gauche, rien de net; au sommet, à la base et dans toute la hauteur du poumon, rien d'anormal. Cependant, le jour de son arrivée, on avait pu constater 2 ou 3 râles éclatants, inspiratoires, à l'extrême base gauche. Langue assez fortement saburrale, humide; pas de pharyngite, pas d'ulcération du voile. Urines : pas d'albumine.

22 octobre. — Etat général satisfaisant. Le malade demande à se lever. Langue à peine saburrale, humide; pas de tympanisme. Constipation légère. La rate présente 14 centimètres sur 12. Elle est parfaitement distincte à la palpation. A l'auscultation, persistance à la base gauche d'une inspiration rude, sans râle, avec suppression des vibrations.

La température, qui atteignait 39°5 à l'entrée, a baissé pour faire un plateau de 6 jours légèrement au-dessus de 38°, et pour atteindre le 14 la température normale.

Hémoculture (6 octobre) : stérile.

Séro-diagnostique (9 octobre) :

Eberth	+ 30 ± 50
Para A	+ 50 ± 100
Para B	± 20 — 50

Séro-diagnostic (19 octobre) :

Eberth	+ 20 ± 50
Para A	au delà de 250
Para B	+ 20 — 50

Observation XXXIX

V..., Louis, dix-neuf ans, 5e d'artillerie lourde. Vacciné contre la fièvre typhoïde : 4 injections en mai 1915.

Entre le 7 octobre 1915, à l'hôpital des contagieux de Valence.

Vient de faire 15 jours d'infirmerie pour embarras gastrique fébrile. Etait exempt de service 8 jours lorsqu'il retomba malade.

Il y a 4 jours, diarrhée et fièvre ; pas d'épistaxis à proprement parler, mais en mouchant, quelques gouttes de sang.

Envoyé à l'hôpital général, où il passe 3 jours avec 39° le soir, et 37°8 le matin ; de là, passe à l'hôpital des contagieux.

A l'entrée, malade un peu déprimé. Langue sèche, peu caractéristique. La diarrhée a cessé. Le pouls est très calme, plein, régulier. Ventre très souple ; très légers gargouillements dans la fosse illiaque droite. 1 ou 2 taches suspectes ; la rate paraît grosse ; rien au cœur, ni aux poumons. Urines : pas d'albumine.

23 octobre. — Depuis 10 jours le malade est en convalescence ; il n'a eu à l'hôpital de contagieux que 2 à 3 jours de fièvre. Il s'est agi, en résumé, d'une rechute d'une huitaine de jours survenant après la première poussée pour laquelle il a été soigné à l'infirmerie sous l'étiquette d'embarras gastrique fébrile ; 3 à 4 jours séparèrent les deux poussées.

Actuellement, plus aucun symptôme abdominal, sauf une certaine matité splénique d'environ 3 travers de doigt. Un peu de pharyngite et quelques petites ulcérations, 5 en tout, sur les deux bords postérieurs du voile.

Les unes atteignent la sous-muqueuse et sont rondes ; les autres ressemblent assez à des ulcérations de Duguet, mais un peu larges ; aucune n'est en voie de cicatrisation, et, d'autre part, quelques cicatrices d'herpès sur les lèvres.

Hémoculture (7 octobre) : stérile.

Séro-diagnostic (7 octobre) :

Eberth	+ 100 — 250	
Para A	+ 250	
Para B	+ 20 — 50	

Séro-diagnostic (26 octobre) : mêmes résultats.

OBSERVATION XL

R..., Gabriel, 67e d'infanterie. Vacciné contre la fièvre typhoïde : 4 injections en mars, avril 1915.

Entre le 22 septembre 1915 à l'hôpital de contagieux d'Estressin.

Malade depuis le 18 juillet. Pendant les mois de juillet et août, inappétence, lassitude générale avec céphalée intermittente, sans diarrhée, ni vomissements ; continue son travail et ne se fait porter malade que le 20 août, sans qu'il y ait eu aucun symptôme nouveau, sinon atteinte un peu plus forte de l'état général. A ce moment forte température. Le malade est évacué sur l'hôpital de Neufchâteau. Pas de diarrhée, céphalée un peu plus forte qu'auparavant, quelques vomissements. On fit à Neufchateau le diagnostic de fièvre typhoïde et on pratiqua une hémoculture dont on ne connait pas le résultat.

Il est évacué convalescent sur la Côte-Saint-André, entièrement apyrétique. Dès le 10 septembre, très forte diarrhée qui est actuellement abondante, très claire, jaunâtre, avec environ 6 selles par jour. La céphalée devient très forte ; grande faiblesse générale, inappétence ; il y a un certain degré d'abattement sans véritable prostration.

A l'entrée, température entre 39°2 et 39°8. Au niveau de l'abdomen, pas de taches rosées ; peut-être y en a-t-il eu d'après quelques points douteux.

Gargouillements peu nombreux dans les deux fosses iliaques; point douloureux à la fosse iliaque droite, très net, sans douleur spontanée.

Matité hépatique normale; matité splénique légère d'environ 3 travers de doigt, ne dépassant pas la ligne axillaire antérieure.

Au cœur, bruits normaux. Pouls rapide à 125; ni râles, ni sibilances aux poumons. Langue légèrement saburrale; aucune ulcération du voile, pas de pharyngite.

1er octobre — Depuis 4 jours, la température est à 37°, et depuis 2 jours, la diarrhée a fait place à des selles moulées. La rate a augmenté et atteint actuellement une matité de 5 travers de doigt. Quelques petites taches rosées ont apparu sur la paroi abdominale.

Etat général excellent. Les sibilances qui existaient il y a 2 jours ont complètement disparu. Sur le pilier antérieur droit, 2 ou 3 petites ulcérations très rondes sur une base très rouge, qui sont peut-être d'origine herpétique.

Hémoculture (23 septembre) : para A.

Observation XLI

F..., Joseph, 2e zouaves. Vacciné contre la fièvre typhoïde : 2 injections en février 1915.

Entre le 22 juillet à l'hôpital de contagieux d'Estressin.

Malade depuis le 10 juillet, au cours d'un congé agricole; renvoyé à son corps et soigné pendant 4 jours à l'infirmerie, puis évacué sur Estressin le 22 juillet.

Début par une céphalée, surtout frontale, assez forte, sans diarrhée, ni colique, ni frissons, ni épistaxis.

La céphalée semble avoir été le seul symptôme avec température de 39°. Pas de diarrhée.

Pourtant, depuis son arrivée, il existe une assez forte diarrhée à 5 ou 6 selles par jour, un peu de perte de forces, pas de prostration, ni même d'abattement marqué. La céphalée est en décroissance; la paroi abdominale, peu développée, se laisse facilement déprimer et ne présente aucune tache suspecte. Gargouillements dans les deux fosses iliaques, sans douleur à la pression; foie normal; la rate est nettement hypertrophiée, 3 bons travers de doigt de matité; mais on ne peut la sentir à la palpation. Cœur normal; pouls autour de 70. Aux poumons, l'examen est difficile, car le malade respire mal. On ne trouve ni matité suspecte, ni râles, ni sibilances, malgré un examen prolongé. Langue moyennement saburrale, légère pharyngite, aucune ulcération du voile. Pas d'albumine.

9 août. — Depuis la fin de juillet, la diarrhée a cessé : matières moulées, avec tendance à la constipation. La rate persiste avec la même matité. On peut examiner plus utilement le système pulmonaire, mais sans toujours trouver aucun signe anormal.

État général toujours bon, bien que la température, depuis 2 jours, se soit mise à monter au-dessus de 39°. La céphalée très vive a aussi réapparu. Enfin, depuis hier, à la suite de 2 lavements de quinine, la diarrhée a repris : 2 selles.

On refait une hémoculture, la première ayant été négative. Au niveau de l'abdomen, quelques gargouillements, sans aucun autre signe anormal, ni taches rosées.

13 août. — Depuis 36 heures, la rate a augmenté dans des proportions notables ; sa matité dépasse presque 2 travers de doigt la limite tracée il y a 2 jours. De plus, il existe une diarrhée de 2 selles par jour, spontanée, alors que précédemment la diarrhée n'apparaissait qu'après des lavements de quinine.

Deux petites taches rosées sur l'abdomen, depuis ce matin seulement. L'état général est bon. La céphalée a plutôt diminué depuis 24 heures; tendance de la température à baisser.

23 août. — La rate a encore augmenté d'environ 1 tra-

vers de doigt. Dans les 2 ou 3 jours suivant l'éruption, les taches rosées sont encore apparues, plutôt discrètes. Actuellement, depuis 3 jours, température à 37°, la céphalée a disparu, l'état général est meilleur, la diarrhée cesse, l'appétit renaît.

7 septembre. — Le malade est convalescent; la rate a diminué et n'a plus qu'une matité de 2 travers de doigt.

En somme, paratyphoïde bénigne, évacuée sur l'hôpital au moment de son déclin, avec rechute de gravité moyenne, sans complication. La rechute n'a été séparée de la première poussée que par un intervalle d'apyrexie de 10 jours.

Hémoculture (24 juillet) : stérile.

Hémoculture (10 août) : para A.

Observation XLII

V..., Antoine, vingt ans, 80ᵉ d'infanterie. Vacciné contre la fièvre typhoïde ; 4 injections en janvier 1915.

Entre le 6 novembre 1915 à l'hôpital de contagieux de Gap.

Vient du front (Massiges) ; malade depuis le 17 octobre.

Début par courbature, inappétence, diarrhée abondante; pas de céphalée. Température, 38°5. A été évacué sur Somme-Tourbe, puis sur Gap, où il arrive le 22 octobre.

Quelques jours après son entrée à Gap, céphalée très violente. La diarrhée a cessé; la température qui était le 22 au soir de 38°9 est descendue le 24 à 37°, pour remonter le 26 à 38°6. Depuis ce moment, elle s'est presque continuellement maintenue le matin à environ 37°8 et le soir autour de 39. Le 4 novembre elle atteint 40°2. L'apyrexie séparant la première poussée de la rechute n'a donc duré que 2 jours.

6 novembre. — Céphalée très violente ; langue toujours saburrale, mais rouge à la partie inférieure et sur les bords; ventre souple, pas de taches rosées ; gargouillements dans

les fosses iliaques. Matité splénique de 5 travers de doigt. Le pôle inférieur de la rate est très nettement senti. Rien au cœur. Pouls dicrote à 84. Rien aux poumons. Léger disque d'albumine.

30 novembre. — La température se maintient jusqu'au 13 entre 39° et 40°; du 13 au 21, elle oscille autour de 39°, faisant un petit plateau à cette température ; elle descend ensuite autour de 37° et s'y maintient à partir du 24 novembre.

Hypothermie le 28 novembre.
Hémoculture (14 novembre) : para A.

Observation XLIII

P..., Maurice, 315ᵉ d'infanterie. Vacciné contre la fièvre typhoïde : 4 injections en avril et mai 1915.

Entre le 20 novembre 1915 à l'hôpital de contagieux d'Estressin : blessure de poitrine à gauche. Envoyé pour scarlatine avec une température de 39°6.

Pas de signe de scarlatine à son entrée. Rien au cœur, pas d'albumine; obscurité respiratoire complète à la base gauche jusqu'au milieu du poumon. Respiration diminuée aux sommets. Pas de matité très nette. Ponction exploratrice : liquide séro-fibrineux.

29 novembre. — Le malade ne présente toujours aucun signe de scarlatine. La température peut être expliquée par quelques râles à la base gauche; elle est, d'ailleurs, descendue assez rapidement.

14 décembre. — Depuis le 6 décembre, la température s'est maintenue à 37° ou 37°2. Aujourd'hui, le malade fait une poussée à 39°. On ne trouve rien aux poumons permettant d'expliquer la température.

19 décembre. — La température est montée progressivement jusqu'à 40° le 17; aujourd'hui, elle tend à baisser. Elle n'est toujours pas expliquée. On fait une prise de

sang : le malade ne présente aucun signe abdominal ; pas de rate, pas de taches rosées, pas de diarrhée, un peu de constipation, pas de gargouillements de la fosse iliaque, pas de mal de tête.

31 décembre. — La température est descendue depuis quelques jours à la normale.

L'hémoculture a donné du bacille para A. Il s'agit donc d'une rechute de paratyphoïde à symptomatologie absolument fruste. La première poussée a été séparée de la rechute par un intervalle d'apyrexie de 8 jours.

Hémoculture : para A.

Séro-diagnostic (19 décembre) :

Eberth	+ 50	± 100
Para A	+ 100	± 250
Para B		— 20

Observation XLIV

M..., Alexandre, trente ans, 106e d'infanterie. Vacciné contre la fièvre typhoïde : 4 injections en mai et juin 1915.

Entre le 16 novembre 1915 à l'hôpital des contagieux de Gap.

Evacué du front le 1er octobre pour plaie transversale à la face antérieure du tibia gauche. Arrive à Gap le 3 octobre, à l'hôpital auxiliaire 40. Guérison de la plaie.

8 novembre. — Le malade se sent fatigué, il tousse, a des frissons, de la céphalée, de l'inappétence ; ni diarrhée, ni épistaxis. Le 9 au matin, la température est de 37°8 ; le soir, elle atteint 39°6 ; le 11, elle avoisine 40. L'état fébrile persistant le fait évacuer sur l'hôpital de contagieux, où il arrive le 16 novembre avec une température de 40.

Le malade n'accuse à l'entrée absolument aucun malaise subjectif, aucun symptôme de dépression. La peau est chaude et tiède. Le pouls est à 108, bien frappé, avec tendance au dicrotisme. Rien au cœur. Toux légère ; pas d'expectoration; aucun signe pulmonaire à l'auscultation; pas de diarrhée, plutôt constipation : une selle par jour. Quelques taches rosées maculeuses, couleur fleur de pêcher sur la paroi abdominale et la base du thorax. Le ventre est souple. Pas de douleur, mais gargouillements très nets dans la fosse iliaque droite. Matité hépatique normale. Matité splénique de 5 travers de doigt. On ne sent pas le pôle inférieur de la rate. La langue est saburrale, mais humide, rouge sur la pointe et sur les bords. Rien à l'arrière-gorge. Traces légères d'albumine.

15 décembre. — Le malade est hypotermique depuis 16 jours. Il va bien.

22 décembre. — La température est montée hier soir à 38°4, ce matin à 38°8. La langue reste bonne. La céphalée est revenue ainsi que la diarrhée; quelques coliques. Le pouls est à 120, mais régulier et bien frappé. Le malade a vomi ce matin son repas d'hier; il aurait eu encore ce matin quelques nausées. Le ventre est, d'ailleurs souple, non douloureux. Pas de réaction péritonéale. Il s'agit vraisemblablement d'une rechute sans complication.

25 décembre. — La température est retombée au-dessous de 37°. La rechute a été extrêmement courte.

Hémoculture (25 novembre) : stérile.

Séro-diagnostic (20 novembre) :

Eberth . . . . + 20 ± 30
Para A . . . . + 100 ± 150
Para B . . . . + 20 — 30

Séro-diagnostic (21 novembre) :

Para A . . . . + 250 ± 500

Séro-diagnostic (21 décembre) :

Eberth . . . . + 30 — 50
Para A . . . . + 250 — 500
Para B . . . . — 20

Observation XLV

G..., Claude, trente-deux ans, 328e d'infanterie. Vacciné contre la fièvre typhoïde : 2 injections en janvier 1915.

Entre le 15 septembre 1915 à l'hôpital de contagieux de Gap.

Vient du front (Calonne). Malade depuis la fin de juillet. Début par inappétence, diarrhée, céphalée, vertiges, quelques épistaxis légères.

Continue à faire son service jusqu'au 21 août, date à laquelle il se fait porter malade et entre à l'infirmerie où il reste 3 jours. Pendant ce temps, la température se maintient entre 39° et 39°5.

Evacué le 24 août à Verdun, où il reste jusqu'au 12 septembre. Lorsqu'il quitte Verdun, il n'a plus de fièvre, mais il ne s'est pas encore levé. Il arrive à Gap, à l'hôpital de contagieux, le 15 septembre.

A l'entrée, céphalée légère; pas de prostration; langue saburrale; l'abdomen est souple; ni douleur, ni gargouillements dans la fosse iliaque droite; rate non perceptible; cœur et pouls normaux; pas de diarrhée; rien aux poumons. Pas d'albumine.

16 octobre. — La température qui, 3 jours après son entrée, était tombée au-dessous de 37° et s'y était maintenue, est brusquement remontée hier soir à 40° et ce matin à 39°. On ne trouve rien à l'examen du malade.

19 octobre. — La température se maintient à 40° le soir; ce matin elle est descendue à 38°4. Céphalée; pas d'épistaxis; langue saburrale. On ne trouve à l'examen somatique absolument aucune espèce de signe; sudation assez abondante.

22 octobre. — Température à 37°2; on ne trouve toujours aucun signe à l'examen. Il s'est agi d'une rechute séparée de la première poussée par un intervalle d'apyrexie de 28 jours.

9 novembre. — La maladie se termine sans aucun incident notable.

Séro-diagnostic (à Verdun) : positif pour para A.

Observation XLVI

P..., Pierre-Joseph, quarante-cinq ans, 108ᵉ territorial. Vacciné contre la fièvre typhoïde : 4 injections.

Entre le 28 novembre à l'hôpital de contagieux de Gap.

Entre à l'hôpital de Verdun, le 18 septembre, pour typhoïde; la maladie évolue normalement et le 3 novembre le malade est évacué à Avignon, d'où il part en congé de convalescence d'un mois.

Le 12 novembre, il arrive chez lui à Gap. Le malade reprend de nouveau de la fièvre et, le 28 novembre, est évacué à l'hôpital de contagieux.

A l'entrée, céphalée, rougeur des deux piliers sans ulcération, langue typhique. Température, 40°; pouls à 100, bien frappé, extrêmement dicrote; rien au cœur; diarrhée : 4 selles par jour, liquides, jaune clair. Pas de taches rosées.

L'abdomen est légèrement ballonné, sans tympanisme. Gargouillements dans la fosse iliaque droite. Douleur légère dans les deux fosses.

Matité hépatique normale; matité splénique de 4 travers de doigt. On ne sent pas le pôle inférieur de la rate; légère matité de la base droite. Râles de bronchite dans les deux poumons, surtout du côté droit. Traces d'albumine.

15 décembre. — La température s'est maintenue entre 39° et 40° jusqu'au 11 décembre, puis a baissé progressivement et ce matin elle est descendue à 36°8. Le malade paraît nettement en défervescence.

22 décembre. — Hypothermie depuis 2 jours.

En résumé, le malade a eu, comme le montre le séro-diagnostic, une première poussée de fièvre paratyphoïde à

Verdun. L'intervalle entre cette première poussée et sa rechute est au moins de 1 mois.

Hémoculture (29 novembre) : para A.
Séro-diagnostic (30 novembre) (Dr Gaté) :

Eberth	+	30	—	50
Para A	+	150	±	400
Para B	+	20	±	30

Séro-diagnostic (14 décembre) (Dr Gaté) :

Eberth	+	30	—	50
Para A . + 100	±	150	—	200
Para B	±	20	—	30

Observation XLVII

D..., Paul, aide-major. Vacciné contre la fièvre typhoïde : 2 injections en décembre 1914 et janvier 1915.

Entré à l'Hôtel-Dieu le 31 août 1915.

Depuis le 19 août, se trouvait en contact journalier d'une douzaine d'heures avec un malade atteint de paratyphoïde A.

Fatigue progressive sans autre signe jusqu'au 29 août ; cependant la température était encore normale le 29 août, 37°7 le soir. Le 30 août, sans autre symptôme que l'aggravation de la fatigue générale et l'apparition d'un peu de céphalée avec vertiges légers, la température le soir est de 39°.

Entré le lendemain à l'hôpital avec céphalée intense, un peu d'abattement ; pas de prostration ; langue saburrale, mais humide. Ventre non météorisé ; pas de gargouillements dans la fosse iliaque ; pas de taches rosées ; matité splénique de 3 travers de doigt sans que l'on puisse sentir la rate. Légère diarrhée : 2 selles par jour. Il n'y a eu ni épistaxis, ni angine.

6 septembre. — La température est montée progressive-

ment jusqu'au 3 septembre (39°8); la céphalée a persisté; la diarrhée n'a duré que 3 jours pour faire place à de la constipation; toujours pas de taches rosées. La rate a quelque peu augmenté; elle ne peut être perçue à la palpation que dans les grandes inspirations et dans le décubitus latéral gauche. A ces signes sont venus se joindre pendant 48 heures, les 1er et 2 septembre, des douleurs musculaires extrêmement intenses, localisées aux deux épaules et aux muscles de la nuque, empêchant le sommeil. Ces douleurs ont été calmées par l'aspirine qui provoque des sudations très abondantes.

15 septembre. — La température, qui avait progressivement baissé jusqu'au 8 septembre et atteignait à ce moment 38°5 à 38°8, fait une nouvelle poussée d'environ un septénaire, mais ne monte qu'à 39°2 au maximum.

Les symptômes subjectifs ont considérablement diminué; la céphalée ne se montre guère que le soir vers 4 ou 5 heures. Les douleurs musculaires n'ont pas reparu; persistance de la constipation. La rate n'augmente pas sensiblement; le pouls est aux environs de 72 à 80; peu dicrote.

1er octobre. — La température est remontée progressivement, depuis le 15 septembre où elle oscillait entre 37°8 et 38°5, jusqu'au 22 septembre où elle oscille entre 38°5 et 39°6; puis elle redescend très régulièrement jusqu'au 30 octobre où elle oscille entre 37°6 et 38°6.

Il y a eu jusqu'ici trois poussées : les deux premières d'un septénaire environ, la troisième de deux septénaires, très régulières, à allure arrondie. L'état général est toujours bon. A noter seulement quelques signes passagers de bronchite avec un peu de toux, mais sans expectoration. La céphalée ne se montre que le soir. La constipation continue intense et nécessite des lavements.

11 octobre. — Depuis le 30 septembre, la température s'est maintenue en plateau, oscillant très régulièrement entre 37°6 et 38°6 ou 38°8 au maximum et ne semble pas

devoir diminuer. Le 7 octobre, pour faire tomber cette température, on essaie une injection d'un vaccin autogène, et l'on injecte sous la peau 500 millions de bacilles provenant d'une hémoculture du malade, cultivés 48 heures en bouillon, et tués à 60° pendant une demi-heure. Avant l'injection, la rate est aux fausses côtes perceptible dans les inspirations profondes ; la constipation persiste et les lavements ne donnent que des matières moulées. La langue est bonne, le ventre souple, le pouls à 90.

L'injection détermine une réaction assez intense. La température monte à 39°8, mais sans qu'il y ait de véritable malaise ; il y a dissociation paradoxale de la température et des symptômes. Pas de modification de la quantité urinaire ; pas d'albumine.

La rate n'a pas été augmentée.

Le lendemain de l'injection, la température est nettement tombée ; alors qu'elle était la veille entre 37°7 et 38°6, elle est entre 37°5 et 38° ; elle continue à diminuer les jours suivants ; elle n'est plus le 11 qu'entre 37°3 et 37°7.

18 octobre. — La température est remontée le 12 au soir jusqu'à 38°7, et le 13 au matin elle se maintient. On fait alors une deuxième injection d'autovaccin. La réaction est intense, avec une température à 40°8, mais toujours avec dissociation de la température et des symptômes subjectifs.

La température se maintient autour de 40° pendant 4 jours, puis elle baisse progressivement.

A noter que la rechute a été précédée par une période diarrhéique d'environ 24 heures le 12.

7 novembre. — La température est descendue progressivement du 19 octobre jusqu'au 27 octobre. A ce moment, elle oscille entre 37°1 et 37°9. Elle remonte par oscillations régulièrement ascendantes jusqu'à 39°4 le 10 novembre, formant ainsi une nouvelle rechute ; puis elle tombe brusquement vers 38° les soirs des 2, 3 et 4 novembre, pour devenir enfin normale à partir du 6. La convalescence

s'installe à partir de ce moment. Le malade a maigri de 16 kilogrammes durant sa maladie.

Hémoculture (31 août) : para A.
Hémoculture (13 octobre) : para A.

Séro-diagnostic (31 août) :

Eberth	+	20	±	50
Para A			—	20
Para B			—	20

Séro-diagnostic (16 octobre) :

Eberth	+	20	±	50
Para A	+	100	±	250
Para B			—	20

Séro-diagnostic (26 octobre) :

Eberth	+	20	±	50
Para A	+	250	±	500 — 1.000
Para B			—	20

PARATYPHOÏDES AVEC COMPLICATIONS

Observation XLVIII

B..., Louis, 13e chasseurs alpins. Vacciné contre la fièvre typhoïde : 4 injections en janvier 1915.

Entre le 25 août à l'hôpital d'Estressin.

Malade depuis le 7 août. Début par coliques, diarrhée persistant encore ces jours-ci ; quelques épistaxis, céphalée uniquement vespérale ; un peu d'inappétence ; pas de perte de forces notable.

Actuellement la cépalée a beaucoup diminué. Plus de coliques ; diarrhée toujours forte : 5 à 6 selles par jour. Etat général parfait. Pas le moindre abattement. Le sujet refuse de se reconnaître malade.

Objectivement, éruption de 15 taches rosées typiques

sur l'abdomen. Ventre souple. Pression douloureuse dans la fosse iliaque droite avec gargouillements.

Matité hépatique un peu augmentée. Matité splénique d'environ 4 travers de doigt. On sent le pôle inférieur de la rate dans les grandes inspirations. Cœur : bruits normaux, pouls à 64. Poumons normaux, sans râles ni sibilances ; langue assez fortement saburrale, légère pharyngite, pas d'ulcérations du voile. Pas d'albumine.

1er septembre. — Etat général excellent. Température, 37°. La rate a encore un peu augmenté ; depuis hier existe une bradycardie notable, oscillant entre 38 et 44. Il s'agit d'une bradycardie totale, ainsi que le montre l'inspection comparée des pouls veineux et radial.

6 septembre. — Depuis 3 ou 4 jours, le malade est entré en convalescence. Avec le début de cette convalescence est apparu un peu d'abattement avec aussi une tendance au sommeil. La diarrhée a presque disparu depuis 2 jours ; pas d'éruption nouvelle de taches rosées. La rate a encore augmenté de 3 bons travers de doigt ; elle est très facilemunt sentie à la palpation.

La bradycardie a diminué ; elle oscille entre 48 et 60.

8 octobre. — Convalescence normale sans incident. Le malade a pris 10 kilogrammes en 3 semaines. Depuis un mois déjà le pouls reste toujours à 60. La matité splénique a complètement disparu et l'état général est excellent.

Hémoculture (29 août) ; para A.

Observation XLIX

T..., Jean, vingt-quatre ans, 13e chasseurs, Vacciné contre la fièvre typhoïde : 2 injections en juillet 1914. Entre le 25 novembre 1915 à l'hôpital de contagieux de Villeurbanne. Evacué du front le 18 octobre.

Début le 3 novembre, à Vaulx-en-Velin, par céphalée,

frissons, diarrhée, courbature et vomissements. Le 13 novembre, épistaxis.

A l'entrée, langue saburrale; rougeur du pharynx; météorisme abdominal; douleur et gargouillements dans la fosse iliaque droite; rate perceptible à la palpation; taches rosées abdominales.

Pas d'albumine.

Après l'entrée, la température atteint 40°2 le 14 novembre, puis elle descend et oscille entre 37° et 39°5 jusque vers le 25 novembre où les oscillations diminuent et se régularisent autour de 38°, atteignant au maximum 38°8 le 1er décembre. La température baisse assez brusquement du 5 au 7 décembre et la convalescence semble commencer. Le 8 décembre, apparition des symptômes d'une phlébite gauche. Urines : pas d'albumine.

La phlébite évolue normalement.

Hémoculture (15 novembre : stérile.

Séro-diagnostic (15 novembre) :

Eberth.	+	100
Para A et B.	+	20

Séro-diagnostic (24 novembre) :

Eberth.	+	50
Para A	+	20
Para B	—	20

Hémoculture (24 novembre) : para A.

Observation L.

B... Raphaël, trente-deux ans, 32e d'artillerie. Vacciné contre la fièvre typhoïde : 3 injections en octobre 1914 et 1 en août 1915.

Entre le 12 octobre 1915 à l'hôpital des contagieux de Valence.

Plusieurs jours avant l'entrée, mal de tête et frissons.

A l'entrée, coliques et douleurs lombaires; diarrhée depuis 3 jours. Prostration modérée; langue blanche et sèche, sauf sur les bords; ventre souple, un peu douloureux, peu gargouillant, 1 ou 2 taches suspectes. La rate paraît grosse. Cœur et poumons normaux. Température : 40°. Pouls 84.

Pas d'albumine.

23 octobre. — Depuis trois jours, le malade se plaint d'un point au côté droit qui correspond assez bien au point vésiculaire; douleur à la pression; palpation négative. La diarrhée a cessé depuis 4 à 5 jours. Les matières ne sont pas encore moulées; quelques gargouillements dans la fosse iliaque droite. Rien à gauche. Pas de douleur à le pression. 5 à 6 taches rosées alternant avec des taches d'acné. Matité hépatique normale; matité splénique d'un bon travers de main atteignant la ligne axilaire antérieure. Cœur et poumons normaux. Pharyngite assez marquée avec 2 petites ulcérations ovales sur les bords gauches du voile; injection du voile.

28 octobre. — Le malade présentait aujourd'hui des râles aux deux bases avec des sibilances. Signes de pleurite légère.

7 novembre. — Rapide amélioration des symptômes pulmonaires. Actuellement quelques frottements persistent avec de rares sibilances. Sur le bord gauche du voile petite ulcération de Duguet typique, toujours en évolution.

13 décembre. — Plus de diarrhée depuis le début de novembre. Les symptômes pulmonaires ont complètement disparu. Convalescence normale. Le malade a repris 10 kilogrammes en 1 mois.

Il reste une matité splénique de 2 travers de doigt environ.

Hémoculture (13 octobre) 1915 : para A.

Observation LI

D... Maurice, 328e d'infanterie. Vacciné contre la fièvre typhoïde : 2 injections en juin 1915.

Entre le 13 septembre 1915 à l'hôpital de contagieux de Chambéry.

Malade depuis le début d'août. Début par courbature, diarrhée, céphalée, un peu d'anorexie.

Température, 38°2. Douleurs abdominales assez vives.

A l'entrée, diarrhée : 8 à 9 selles par 24 heures. Langue saburrale; douleurs et gargouillements dans la fosse iliaque droite; quelques taches rosées. La rate est grosse. Pouls à 80. Aux poumons, râles de bronchite; toux, expectoration muqueuse. Au sommet droit, matité avec obscurité respiratoire.

Urines : disque d'albumine.

3 octobre. — L'albumine a disparu. Submatité et obscurité respiratoire persistent au poumon droit. La diarrhée continue, fétide : 5 à 6 selles par jour.

14 octobre. — La diarrhée a cessé depuis quelques jours. On constate une poussée de pleuro-congestion de la moitié inférieure du poumon gauche avec de gros râles muqueux inspiratoires et expiratoires sans souffle.

22 octobre. — Température à 38°; à la base droite, matité, respiration soufflante avec quelques râles muqueux.

28 octobre. — Il ne persiste plus qu'un peu de matité aux deux bases, sans souffle, avec abolition des vibrations; quelques frottements; obscurité respiratoire assez nette.

12 novembre. — Le malade sort guéri de sa paratyphoïde, mais conserve de la matité à ses deux bases et des sommets suspects.

Hémoculture (14 septembre) : para A.

Observation LII

C... Hippolyte, 3e zouaves. Vacciné contre la fièvre typhoïde : 4 injections en avril 1915. Entre le 20 août 1915 à l'hôpital de contagieux d'Estressin.

Malade depuis le 11 août. Début par céphalée survenue à la suite d'une promenade à bicyclette. La céphalée est allée en augmentant ainsi que la perte des forces. La diarrhée a débuté le 17 août. Légère épistaxis. Pas de vomissements.

A l'entrée, le malade est très abattu, sans prostration véritable. Céphalée très forte, surtout frontale. Diarrhée : 4 à 5 selles par jour. Inappétence et perte des forces.

Objectivement, au niveau de l'abdomen, une dizaine de taches rosées dans les régions classiques, apparues ce matin seulement. Quelques gargouillements dans les deux fosses iliaques. La pression n'est presque pas douloureuse dans la fosse iliaque gauche, elle l'est à droite.

Matité hépatique normale. La rate présente une matité très nette et se laisse facilement palper. Aux poumons, rien à noter.

Cœur : bruits normaux sans souffle. Pouls normal à 64 pour une température de 39°.

Langue saburrale, moyennement humide et rose, sans ulcération. Pas de pharyngite notable. Gros disque d'albumine.

26 août. — Dans l'après-midi du 24, il s'est produit brusquement une hémorragie qui a pris des proportions assez graves. Il y a eu environ 5 selles de sang à peu près pur, représentant 1.800 grammes. Les bains ont été immédiatement suspendus. Sous l'influence d'un traitement approprié, il semble que l'hémorragie soit jugulée. Sensation de soif très intense.

Le 25 au soir, le pouls qui était le matin de 80 est monté à 100. Etat général un peu déprimé avec courtes périodes d'excitation.

Ce matin 26, l'état est bien meilleur; pouls seulement à 92, pâleur nette; aucun souffle veineux, ni cardiaque; ni hoquet, ni bâillement.

27 août. — L'état général et abdominal étant meilleur, on examine les poumons, ce qu'on n'avait pu faire depuis 3 jours pour la face dorsale. A l'extrême base droite, on trouve seulement un foyer très net avec souffle bien localisé, surtout inspiratoire, s'accompagnant de râles assez abondants et très humides. Il n'y a pourtant ni point de côté, ni toux, ni expectoration.

31 août. — Le malade n'a pas eu de nouvelle hémorragie. On a donné des lavements pour amener une selle qui était naturellement melænique; actuellement une constipation relative persiste avec une selle par jour. L'état général a été très amélioré. Il le serait beaucoup plus sans des complications qui sont survenues le 27 et le 28 août. Il s'agit :

1° D'un abcès dentaire de la canine inférieure gauche, rapidement percé;

2° D'une tumeur rétromaxillaire droite qui semble bien être une parotidite suppurée.

La température présente actuellement quelques grandes oscillations facilement explicables.

3° Enfin, au point de vue pulmonaire, le foyer existe toujours à la base droite; nombreux râles humides, gargouillements, le souffle très léger a presque disparu.

1er septembre. — On incise la parotide; aucun pus ne s'écoule. On met un drain en pleine parotide.

4 septembre. — Malgré l'absence de pus, l'opération a eu des résultats très heureux. La température est descendue aux environs de 37°, où elle reste depuis 2 jours.

Localement, la douleur a bien diminué. Le trismus est moins marqué; il n'y a encore eu aucun écoulement de pus par le drain. Pas de diarrhée. Matières très moulées, noirâtres, avec réaction de Weber très intense. L'origine du sang est certainement ancienne.

Matité splénique au même niveau. Petite éruption récente

de taches rosées au nombre de 2 ou 3; quelques sudamina sur l'abdomen et le thorax. A la base droite, le souffle a disparu et les râles ont diminué de force et d'intensité.

10 septembre. — Les râles de la base droite ont complètement disparu. Il reste un peu de rudesse de l'inspiration. La fluxion parotidienne est en train de terminer rapidement; il n'y a pas eu de suppuration franche. La rate diminue d'un bon travers de doigt. La diarrhée n'a toujours pas repris. Amélioration générale; appétit depuis quelques jours; cependant, légère poussée de température, due sans doute :

1° A un abcès de la cuisse gauche au niveau d'une piqûre;

2° A une induration sous-cutanée de la grandeur d'une main, au niveau des vaisseaux, sur la cuisse droite.

21 septembre. — L'abcès de la cuisse gauche a rapidement guéri, mais l'induration de la cuisse droite, dont on ne savait pas au début la nature, peut-être un début de phlébite, a ensuite suppuré. Il s'agit certainement d'un abcès développé au niveau d'une injection de sérum. Le drainage a été difficile, l'abcès s'étant développé le long des vaisseaux.

Dès le 4 septembre, une crise urinaire extrêmement forte a duré 3 ou 4 jours; d'ailleurs, l'albuminurie a disparu. Cette crise urinaire a empêché de penser à une rechute en face d'une température à 40° qui a cessé, d'ailleurs, sitôt que l'abcès de la cuisse droite a été suffisamment drainé.

Aujourd'hui, 21 septembre, température normale ; plus de diarrhée; rate très diminuée, à peine une matité de 2 travers de doigt; cœur normal.

La base droite est normale, sans râle; pas de diminution de l'amplitude respiratoire de ce côté.

Hémoculture (21 août) : para A.

Observation LIII

D..., Pierre, trente-huite ans, 1er d'artillerie. Vacciné contre la fièvre typhoïde : 4 injections en novembre 1914.

Entre le 5 novembre à l'hôpital de Villeurbanne. Décédé le 1er décembre.

Evacué du front le 15 octobre. Début le 5 octobre par diarrhée incoercible, nausées, vomissements, inappétence, insomnie. Envoyé le 22 octobre à l'hôpital 5 *bis*, à Lyon, où il présente des symptômes d'ulcères juxtapylorique; puis il passe à l'hôpital de Villeurbanne.

A l'entrée, stupeur, langue rôtie, abdomen très douloureux, en bateau. Rate perceptible à la palpation. Au cœur, bruits sourds.

Urines : gros disque d'albumine.

5 novembre. — Vomissements fréquents; diarrhée abondante.

17 novembre. — Les vomissements ont persisté jusqu'à avant-hier; ont cessé depuis.

30 novembre. — Expectoration abondante, sanglante. Crachats rouillés. Légers signes à la partie moyenne du poumon gauche.

1er décembre. — Submatité; obscurité à la base droite. Le malade meurt dans la journée.

L'autopsie n'a pu être pratiquée.

Séro-diagnostic (4 novembre) :

Eberth	+ 50 ± 100
Para A	+ 250
Para B	± 20 — 50

Séro-diagnostic (18 novembre) :

Eberth	+ 50
Para A . . .	+ 2.000 ± 3.000
Para B	+ 20

Hémoculture (24 novembre) : stérile.

Observation LIV

G..., Pierre, trente-huit ans, 342e d'infanterie. Vacciné contre la fièvre typhoïde : 2 injections en janvier 1915.

Entre le 23 octobre à l'hôpital de contagieux de Gap.

Vient du front (Massiges). Malade depuis le 10 octobre. Début par douleurs dans la région lombaire et au niveau de l'estomac. Courbature, frissons; pas d'épistaxis. Température, 39°.

A l'entrée, pas de céphalée ; douleurs lombaires assez vives; le malade prétend avoir eu hier quelques nausées sans vomissement. Pas de constipation, ni de diarrhée.

On a aujourd'hui des selles solides, brunâtres, mais mal moulées; la langue est saburrale, un peu sèche, rouge à la pointe. Le ventre est souple, sans météorisme, ni contracture. Une ou deux taches rosées, mais pas très nettes.

Gargouillements et douleurs dans la fosse iliaque droite. Matité hépatique de 4 travers de doigt descendant un peu au-dessous des fausses côtes. Matité splénique de 5 travers de doigt n'atteignant pas les fausses côtes. La rate n'est pas sentie à la palpation. Le cœur est normal.

Le pouls est à 80, plein, légèrement dicrote.

Au poumon, à la base gauche, en arrière, et un peu dans les aisselles, râles à grosses bulles avec respiration légèrement soufflante; dans tout le poumon, sibilances très nettes. A la base gauche, grosse diminution des vibrations vocales et zone de submatité assez nette. Le poumon droit est à peu près indemne. Toux peu fréquente, mais expectoration épaisse et verdâtre.

Le malade se plaint de douleurs, même au repos, dans la région lombaire. Ces douleurs s'exagèrent quand on veut essayer de mobiliser le malade, en particulier, lorsqu'après l'avoir fait partiellement, on essaie de lui étendre complètement les genoux. Ce phénomène paraît en imposer pour du Kernig, mais le caractère nettement douloureux des masses musculaires paravertébrales lombaires et la façon dont le malade se plaint pour s'asseoir, montrent qu'il s'agit plutôt de courbature. Pas de raideur de la nuque; rien à l'arrière-gorge. Température, 39°.

Une ponction lombaire ne ramène qu'un liquide clair. Urines : pas d'albumine.

3 novembre. — La température qui était descendue au-dessous de 37 il y a 3 jours, remonte progressivement à 38 ce matin. La langue est nettement saburrale, rouge sur la pointe et les bords; le ventre est souple, sans taches rosées ; diarrhée insignifiante. La matité splénique se maintient à 5 travers de doigt. Râles de bronchite aux deux bases, surtout à gauche. Rien au cœur.

18 novembre. — Hypothermie depuis 6 jours; on reprend l'alimentation.

29 novembre. — Le malade qui est complètement hypothermique accuse des douleurs lombaires analogues, d'après ses dires, à celles qu'il éprouvait à son entrée. Il se tient dans le décubitus horizontal ou latéral, et surtout dans l'immobilité presque complète. C'est seulement de la sorte qu'il arrive à supprimer la douleur; la moindre mobilisation est douloureuse; le mouvement des membres inférieurs, ainsi que les réflexes tendineux dans le département musculaire sont parfaitement conservés. Les articulations coxo-fémorales jouent bien. La palpation de l'interligne ilio-sacré n'est pas douloureuse, cependant lorsqu'on essaie de rapprocher les deux os iliaques par une pression latérale du bassin, on éveille une légère douleur. Celle-ci est localisée pour le malade exactement sur la ligne médiane au niveau de l'apophyse épineuse de la 3e sacrée. On ne peut faire asseoir le malade. En tout état de cause, il semble qu'il ne puisse s'agir que d'un point d'ostéite sacrée.

2 décembre. — Température toujours au-dessous de la normale. La douleur persiste avec tous ses caractères. Un chirurgien qui voit le malade pense également à un point

d'ostéite sacrée, mais avec des réserves pour une ostéite bacillaire possible.

Le sujet n'a cependant aucun antécédent de bacillose.

10 décembre. — Diminution de la douleur sacrée; la palpation est encore un peu douloureuse. Le malade se lève avec gêne, mais fait un peu d'exercice dans le courant de la journée.

25 décembre. — Tous les phénomènes précédemment signalés du côté du sacrum ont disparu. Le malade est en convalescence complète. Il s'agissait donc bien d'une poussée d'ostéite sacrée non tuberculeuse.

Hémoculture (25 octobre) : para A.

Séro-diagnostic (24 octobre) :

Eberth	+ 20	± 50
Para A	+ 50	— 100
Para B		— 20

Séro-diagnostic (12 novembre) :

Eberth		+ 100
Para A	+ 2.000	— 3.000
Para B		— 20

Séro-diagnostic (14 décembre) :

Eberth	+ 100	± 150
Para A	+ 3.000	— 4.000
Para B . . .	± 20	— 30

Observation LV

B..., Henri, 31e territorial. Vacciné contre la fièvre typhoïde : 2 injections en novembre 1914, 1 injection en janvier 1915 et 2 injections : 1 février 1915.

Entre le 20 septembre à l'hôpital de contagieux d'Estressin.

Malade sur le front depuis le 2 ou 3 août. Évacué sur Châtillon, puis sur Domremy; puis, enfin, le 9 septembre, sur la Côte-Saint-André. Soigné à Domremy pour embarras gastrique fébrile, n'avait pas de diarrhée, quelques nausées sans vomissement. Le début s'était fait par des sensations de pesanteur épigastrique et par une céphalée surtout frontale de moyenne intensité; quelques frissons pendant 1 jour ou 2; pas de toux.

La température est restée entre 39°9 et 39°4 pendant 4 à 5 jours; elle a depuis oscillée entre 39 et 38°.

Évacué à peu près apyrétique à la Côte-Saint-André.

Dès le 10 septembre, la température remonte; diarrhée très abondante; toujours quelques nausées sans vomissements. Température entre 39 et 40°. On l'envoie pour typhoïde à l'hôpital d'Estressin.

A l'examen, le malade n'est ni abattu, ni prostré; il répond très bien aux questions. Il existe un peu de céphalée frontale qui a été très vive ces 5 à 6 derniers jours empêchant le sommeil. Pas d'agitation. Le système nerveux est normal. Au niveau de l'abdomen, météorisme; quelques gargouillements de la fosse iliaque gauche. Pression douloureuse dans les deux fosses iliaques. Matité hépatique très petite à cause à la fois d'un emphysème pulmonaire et du météorisme abdominal. La rate, même dans le décubitus latéral gauche, est impossible à palper; on ne peut même trouver sa matité, il existe quelques taches rosées douteuses sur les parois abdominales et derrière la région sacrée et lombaire; certaines de ces taches sont vraies, les autres sont douteuses, difficiles à interpréter au milieu des poils. Cœur normal, bruits bien frappés, sans souffle. Pouls à 76 pour une température de 39°4. Aux poumons, emphysème bilatéral sans râles; il existe une certaine dyspnée, facilement exagérée par le moindre effort.

Langue légèrement saburrale. Pas de pharyngite. Pas d'ulcération du voile. Petit disque d'albumine dans les urines.

4 octobre. — La température est tombée aujourd'hui au-dessous de 38°. La diarrhée a diminuée progressivement.

On a pu voir des taches rosées au milieu des taches d'acné qui existaient.

La matité splénique se montre très progressivement : elle a atteint 2 travers de doigt sans qu'on puisse sentir la rate à la palpation.

L'état général a toujours été bon, malgré la température au-dessus de 39°; toutefois, les 8 derniers jours, il y avait un abattement moindre. Emphysème toujours très marqué sans bronchite. Un peu d'albumine depuis 2 jours.

18 octobre. — La diarrhée n'a pas reparu. La température oscille autour de 37°. L'abattement a disparu. Très bon appétit, mais, le 13 octobre, il s'est greffé sur de la folliculite nasale une lymphangite érysipélateuse qui n'a pas tardé à évoluer et à prendre la joue gauche et la joue droite; au bout de 36 heures, sur les deux ailes du nez, le processus tendait déjà à disparaître. Actuellement, la joue gauche est presque normale; la joue droite a une grande plaque érysipélateuse qui a envahi même la paupière inférieure. La rate a continué à augmenter progressivement et actuellement elle a 4 bons travers de doigt de matité; on peut la sentir à la palpation. L'érysipèle semble n'avoir eu aucune action sur la matité splénique. L'albumine a disparu; l'érysipèle ne l'a pas fait réapparaître. La convalescence est retardée un peu par de l'entérite chronique.

Hémoculture (21 septembre) : para A.

Séro-diagnostic (25 septembre) :

Eberth	+	100
Para A	+	4.000
Para B	—	20

Observation LVI

G..., Charles, vingt-neuf ans, 104e d'infanterie. Vacciné contre la fièvre typhoïde : 1 injection en août 1914.

Entre le 7 octobre à l'hôpital de contagieux de Gap.

Vient du front (Champagne). Se sent malade depuis le 20 septembre.

Début par courbature, frissons, inappétence; pas d'épistaxis, pas de diarrhée; au contraire, le malade est constipé. Il continue cependant son service jusqu'au 3 octobre, où il est évacué sur l'hôpital de Bouy, puis sur Gap.

A l'entrée, température, 40°1. Céphalée; langue saburrale, sans caractère particulier; pas d'ulcérations, ni de rougeur de la gorge ou des piliers. Depuis l'entrée, 4 selles en diarrhée typhique, jus de melon. Léger ballonnement abdominal sans météorisme marqué. Taches rosées discrètes disséminées sur l'abdomen et la base du thorax. Légère douleur sans gargouillement dans la fosse iliaque droite.

Matité hépatique de 4 travers de doigt. Le foie ne dépasse pas les fausses côtes. Matité splénique de 5 travers de doigt. On ne sent pas la rate, mais la palpation abdominale est rendue très difficile par la résistance de la paroi. Rien au cœur. Signes de bronchite aux deux poumons, surtout à la base droite et en arrière.

11 octobre. — Le plateau se maintient aux environs de 40; les signes de bronchite persistent, très accusés; l'état général est très bon.

13 octobre. — La température est descendue ce matin à 39. Diminution des râles de bronchite qui restent cependant nets à la base gauche. Pouls 96. Plus de céphalée.

19 octobre. — La température, qui était descendue le 14, est remontée les jours suivants et se maintient entre 39 et 40°. Pouls à 92 nettement dicrote. Céphalée très légère. Langue toujours très saburrale, sans aucun caractère nettement typhique. La matité splénique est toujours de 5 travers de doigt. Des taches rosées plus nombreuses s'étendent sur le thorax. La diarrhée a repris (8 selles dans la nuit). Le malade accuse une diminution de l'audition du côté droit, sans qu'il y ait eu au niveau de cette oreille ni douleur, ni écoulement. Le facies reste bon, sans dépression marquée.

Il est intéressant de noter que cette persistance de la température autour de 40° depuis 13 jours coïncide avec une hémoculture positive au point de vue du paratyphique A et avec un séro négatif à 3 reprises.

22 octobre. — Depuis l'entrée du malade, la température se maintient entre 39 et 40°, avec une différence de 1° entre le matin et le soir. Le pouls est à 100, bien frappé, sans arythmie. Hier soir, cependant, la température n'a pas dépassé 39°; il ne semble donc pas que l'on puisse prévoir encore une chute de température. Le cœur est bon. Les deux poumons sont encore encombrés de signes de bronchite. La langue est moyennement saburrale. Le ventre est souple et la diarrhée persiste très abondante. On ne constate chez le sujet aucune espèce de complications, mais ce qui domine c'est son état de dépression et sa perpétuelle somnolence.

Surdité du côté droit depuis plusieurs jours.

On a constaté hier un léger écoulement d'oreille.

1er novembre. — La température est tombée autour de 38°; elle est remontée hier soir à 40°. Erysipèle de la face.

5 novembre. — La température est tombée ce matin. L'érysipèle est en voie de guérison.

22 novembre. — Depuis le 10 novembre, le malade était en hypothermie ; il présentait, à ce moment, un délire de paroles et d'actions d'intensité moyenne. On a interprété ces troubles psychiques comme dus à l'inanition du malade qui, en raison de sa courbe thermique très longue, avait été longtemps soumis à un régime insuffisant.

Le 14, on commence l'alimentation que l'on augmente progressivement jusqu'au 20. A cette date, le malade prend des potages, des purées et de la viande. La température est montée hier à 38° et ce matin à 38°2. Pouls à 96 bon. La langue est presque normale, à peine un peu saburrale. Le ventre est souple. Rien au cœur, ni aux poumons, ni à l'arrière-gorge. Diarrhée assez abondante, jaune clair. Le malade est remis à la diète lactée.

26 novembre. — La température était hier soir à 39°5. Le malade se plaint toujours de céphalée. Il a une diarrhée légère et accuse dans les deux hypochondres une douleur réveillée par la pression, mais qui est superficielle et que la palpation de ces régions n'explique pas.

Le pouls est à 100. Rien au cœur, ni aux poumons, ni à l'arrière-gorge. Rate d'environ 3 travers de doigt.

15 décembre. — La rechute précédente ne s'est accompagnée d'aucune complication et se termine par une descente en forme d'oscillations progressivement décroissantes. L'hypothermie remonte à 8 jours. L'alimentation a été reprise. L'état du malade est excellent.

Hémoculture : para A.

Séro-diagnostic (11, 15, 27 octobre) :

Eberth	— 20
Para A.	± 20
Para B	— 20

Séro-diagnostic du 12 novembre :

Eberth	— 20
Para A . . + 20 ± 50	— 250
Para B	— 20

Observation LVII

B..., Augustin, 272e d'infanterie. Vacciné contre la fièvre typhoïde : 2 injections en novembre 1914.

Entré le 27 août à l'hôpital de contagieux d'Estressin.

Malade depuis le 10 juillet. Soigné à l'hôpital Robeval, n° 1, à Neufchâteau jusqu'au 19 août, où il est évacué à la Côte-Saint-André. Il présentait à Neufchâteau de la céphalée, des douleurs abdominales, une grosse rate. Une hémoculture, faite le 22 juillet à Neufchâteau, montra du paratyphique A.

Il sort guéri de Neufchâteau, sans diarrhée, sans température et a une rechute immédiate en arrivant à la Côte-Saint-André. La température atteint alors 41° et il présente les symptômes suivants : légère diarrhée ; céphalée frontale, abattement, perte de forces.

A son entrée à Estressin, la diarrhée a diminué, la céphalée disparaît ; pas d'épistaxis, pas de coliques ; réflexes légèrement exagérés, sans trépidation épileptoïde ; éruption de taches rosées très nettes, environ une quinzaine ; au milieu, taches rosées plus anciennes, presque passées. Gargouillements dans les deux fosses iliaques ; pression douloureuse surtout à droite. Matité hépatique normale ; rate nettement hypertrophiée, avec matité de plus d'un travers de main ; on sent légèrement le pôle inférieur. Cœur normal. Pouls bon, à 84, pour une température de 38°5. Aux poumons sibilances et râles aux deux bases, plus nombreux à la base droite, où ils remontent plus haut ; aux sommets, ronchus.

Langue moyennement saburrale, humide ; très légère pharyngite sans ulcération. Disque léger d'albumine.

16 septembre. — La typhoïde a évolué d'une façon normale et, depuis le début de septembre, la convalescence s'annonçait, lorsque, le 5 septembre, un érysipèle se déclare au niveau de l'oreille droite, où des gelures suppuraient déjà anciennement. Le processus n'a pas tardé à envahir la joue droite, le cuir chevelu, la face et l'oreille gauche ; il est actuellement en bonne voie de guérison.

La diarrhée persiste à 1 ou 2 selles par jour, verdâtres. La rate n'a pas changé de volume. A la base droite, toujours un peu de submatité et quelques râles.

Hémoculture (22 juillet) à Neufchâteau.
(R. Zuber) : para A.

Hémoculture (22 août), à la Côte-Saint-André.
(Langeron) : positive, para A.

Hémocultures (28 août et 4 septembre) :
Stériles.

Observation LVIII

G..., Marius, vingt et un ans, 163e d'infanterie, Vacciné contre la fièvre typhoïde : 4 injections en septembre 1914.

Entré le 17 août à l'hôpital de contagieux de Villeurbanne.

Evacué du front le 7 juillet, pour courbature fébrile. Début le 2 juillet par fièvre, diarrhée, inappétence, céphalée ; puis apyrexie complète. Le 15 août, frissons, fièvre, diarrhée, la température remonte ; il entre après cette rechute.

A l'entrée, langue saburrale ; léger météorisme abdominal ; gargouillements dans la fosse iliaque droite ; grosse rate. Aux poumons, respiration soufflante au sommet droit Pas d'albumine.

20 août. — Apparition de taches rosées.

22 août. — Quelques ulcérations sur la langue et sur les piliers ; la température tend à baisser.

9 septembre. — La température qui avait baissé le 25 août et oscillait entre 37° et 38°, remonte progressivement et décrit une nouvelle poussée pendant 2 septénaires ; le sommet de cette poussée atteint 39°3 et s'y maintient du 28 août au 1er septembre.

Apyrexie à partir du 9 septembre.

Hémoculture du 18 août : para A.

PARATYPHOÏDES ASSOCIÉES

Les deux observations suivantes appartiennent à des malades chez qui la fièvre paratyphoïde A a succédé, soit à une fièvre typhoïde à bacilles d'Eberth, soit à une fièvre paratyphoïde B.

Observation LIX

P..., Joseph, 328e d'infanterie. Vacciné contre la fièvre typhoïde : 3 injections en juin 1915.

Entre le 27 août à l'hôpital de contagieux d'Estressin.

Malade depuis le 10 juillet ; n'a pu se faire porter malade et n'a été reconnu que le 15 juillet.

Evacué aussitôt sur l'hôpital de Roboval, à Neufchâteau, puis à la Côte-Saint-André.

A Neufchâteau, le symptôme principal est la céphalée avec langue très saburrale. Rate très grosse. Une hémoculture faite à ce moment a donné de l'Eberth. Le malade est évacué apyrétique. La fièvre survient de nouveau pendant le transport ; elle monte à 40 coïncidant avec un abattement considérable et la perte des forces. Ni diarrhée, ni coliques, ni épistaxis.

A l'entrée, réflexes un peu exagérés, sans tendance à la trépidation épileptoïde. Abdomen très légèrement ballonné. Eruption d'une dizaine de taches rosées sur l'abdomen et les parois thoraciques. Pas de gargouillement dans les fosses iliaques ; pas de douleur à ce niveau. Matité hépatique normale. Il est très difficile de percevoir la rate ; néanmoins, dans le décubitus latéral gauche, on peut trouver une submatité splénique de plus d'un travers de main. On ne peut sentir la rate, même dans les profondes inspirations. Cœur normal ; bruits assez bien frappés. Pouls à 80 pour une température de 39°5.

Aux poumons, quelques ronchus disséminés, surtout à gauche, sans râles ; 1 ou 2 sibilances. Langue moyennement saburrale, humide. Pharyngite légère ; pas d'ulcération.

Petit disque d'albumine.

30 août. — Aujourd'hui, le ballonnement gêne moins la percussion de la rate, qu'on peut délimiter assez facilement et qui a une hauteur de plus d'un bon travers de main ; son pôle inférieur est senti, mais assez difficilement.

Le pouls qui, il y a trois jours, paraissait un peu mou, est bien meilleur. Il existe toujours une certaine dyspnée dont on ne peut retrouver la cause.

4 septembre. — L'état général est stationnaire. La rate a encore augmenté de volume. Ce qui frappe surtout chez le malade, c'est :

1° Une polypnée parfois assez vive qui ne repose sur aucun signe stéthoscopique appréciable ;

2° Des bouffées de chaleur avec congestion des pommettes et crises thermiques survenant surtout l'après-midi, mais quelquefois le matin ;

3° Une cyanose légère, mais non constante, des ongles.

Si l'hémoculture n'avait pas été positive, on croirait volontiers à une granulie.

16 septembre. — L'évolution de la typhoïde a été normale. Elle a été remarquable par la longue durée de la température à 39° ; ce n'est qu'aujourd'hui qu'elle atteint 37°. Il n'y a jamais eu de diarrhée ; 1 ou 2 selles par jour, moulées.

Aux poumons, l'examen répété n'a jamais montré aucun symptôme anormal ; l'essoufflement que présentait le malade était, d'ailleurs, artificiel. Il n'y a jamais eu d'abattement véritable, mais seulement un peu de lassitude.

29 octobre. — Le malade sort guéri.

Hémoculture (21 juillet, Neufchâteau) : Eberth (Dr Lelorrain).

Hémoculture (28 août) : para A.

Observation LX

G..., Marie, 132e d'infanterie. Vacciné contre la fièvre typhoïde : 4 injections en février 1915.

Entre le 30 août 1915 à l'hôpital de contagieux d'Estressin.

Malade depuis le 15 août sur le front ; cependant, le 13

il existait déjà de la lassitude et de la céphalée. Le 15, quelques frissons, pas d'epistaxis, pas de point de côté.

Evacué le 17 à Bar-le-Duc avec diagnostic de pleurite gauche avec fièvre. Il en part le 29 août pour venir à Estressin.

A l'entrée, malade un peu abattu, très affaibli; se plaint toujours de céphalée, surtout à la nuque. La diarrhée est toujours assez abondante avec une moyenne de 5 selles par jour. 2 à 3 taches rosées assez nettes; quelques gargouillements dans la fosse iliaque droite et beaucoup plus nombreux dans la gauche; pression douloureuse des deux côtés. Matité hépatique normale. Matité splénique d'un bon travers de main. La rate est facilement sentie. Cœur : bruits normaux; le premier bruit est suivi d'un souffle anorganique. Pouls, 71 pour une température de 39°.

Léger foyer de râles fins, à l'extrême base droite. Rien à la base gauche. Le diagnostic de pleurite a dû être fait sans doute sur la matité splénique. Lèvres un peu gercées. Langue fortement saburrale, au centre seulement, avec des bords normaux. Sur le pilier gauche, petites ulcérations atteignant la sous-muqueuse. Légère amygdalite gauche, avec quelques points pultacés.

Disque moyen d'albumine.

9 septembre. — Le malade est resté très abattu pendant 4 jours et commence à se réveiller actuellement. La diarrhée persiste, moins forte, avec coliques. Pas de nouvelles taches rosées. Rate stationnaire. Langue moins saburrale. Le foyer de râles à la base droite, a disparu en 2 ou 3 jours.

21 octobre. — La température est tombée à la normale à partir du 12 septembre et s'y est maintenue sans avoir atteint plus de 37°8 jusqu'au 19 octobre. Le 19 octobre au soir, 39°4; ce matin, 39°8.

Diarrhée abondante. Etat général bon. Selles fréquentes, très liquides. Urines ne dépassant pas le litre par 24 heures. Ulcérations très nettes sur l'amygdale gauche; rien aux poumons. Taches rosées.

31 octobre. — La température a atteint 40° le 22 octobre, puis a baissé pour atteindre la normale le 25. Elle a donc duré de nouveau à peine un septénaire.

Hémoculture (1er septembre) : Para B.
Hémoculture (25 octobre) : Para A.

Séro-diagnostic (25 octobre) :

Eberth	+ 50 ± 100
Para A	— 20
Para B . . .	+ 100 — 250

Il s'est donc agi d'une première infection à paratyphique B, séparée d'une infection à paratyphique A par un espace d'un mois, ce qui explique l'agglutination persistante pour le paratyphique B au mois d'octobre, alors que les agglutinines n'ont pas encore eu le temps de se produire pour le paratyphique A.

CONCLUSIONS

I. — La fièvre paratyphoïde A ne diffère de la paratyphoïde B et de la typhoïde éberthienne au point de vue anatomo-clinique que par des nuances. Elle peut en avoir tous les symptômes, toutes les complications.

II. — Cliniquement, la fréquence de la constipation, l'existence de transpirations abondantes, la courbe thermométrique très souvent ondulante ou à rechutes, lui sont plus particulières. Elle est en moyenne plus longue, mais moins souvent mortelle que la fièvre typhoïde.

III. — Anatomiquement et par comparaison avec la fièvre typhoïde, les lésions ont moins d'uniformité. Elles se rencontrent à des stades bien différents : congestion simple, infiltration lymphatique plus ou moins localisée, ulcération. Elles semblent avoir moins d'affinité pour les plaques de Peyer, davantage pour les follicules clos isolés; elles atteignent plus volontiers le côlon, quoique le plus grand nombre siège sur l'intestin grêle.

IV. — Le diagnostic ne peut être assuré que par le laboratoire. L'hémoculture est le seul procédé dont les résultats positifs soient indiscutables.

La séro-agglutination, sans avoir une valeur absolue, surtout chez les vaccinés, permet le diagnostic quand elle est répétée et faite à des taux suffisamment élevés.

BIBLIOGRAPHIE

ACHARD (1), Quelques observations de fièvre paratyphoïde (*Ann. de Méd.*, juillet 1915).

BAINBRIDGE, Paratyphoid fever (*the Lancet*, 1912, t. Ier, p. 705).

BONNEL et ROGER, Bradycardie au cours d'une paratyphoïde A (*Soc. Sc. méd. Montpellier*, 21 juin 1912).

BEDOS (J.), BABONNEIX et ROBIN, Un cas d'artérite aiguë chez un sujet atteint de paratyphoïde A (*Soc. méd. Hôp. Paris*, 12 mars 1915).

BEDOS (J.), BABONNEIX et CORONE, Tétanie au cours d'une fièvre paratyphoïde (*Soc. méd. Hôp. Paris*, 7 mai 1915).

BÉNARD (R.), Etude clinique de quelques cas de paratyphoïde (Réunion méd. IVe armée : *Presse méd.*, 26 août 1915).

BERNARD (L.) et PARAF, Séro-agglutination et diagnostic de l'infection éberthienne des affections paratyphoïdes (*Presse méd.*, 2 septembre 1915).

— les Infections typhoïdes chez les sujets vaccinés contre la fièvre typhoïde (*Ann. méd.*, octobre 1915).

— Coprocultures dans les infections typhoïdiques (Réunion méd.-chir. Xe armée, 25 octobre 1915 : *Presse méd.*, 16 décembre 1915).

BOURGES (H.), Contribution à l'étude clinique des infections paratyphoïdes (*Bull. méd.*, 12 février 1916).

(1) Le lecteur trouvera dans cet article d'Achard la plus grande partie de la bibliographie antérieure à 1914, que nous n'avons pas jugé à propos de reproduire.

Castellani, Infection triple à paratyphoïde A, paratyphoïde B et éberth. (*Journ. of trop. med. and hygiene*, 15 février 1915).

Courmont (P.), Chattot et Pierret, *Soc. médico-militaire XIV*[e] *région*, novembre 1915.

Coyon et Rivet, Etude clinique sur les paratyphoïdes (*Soc. méd. Hôp. Paris*, 8 octobre 1915).

Dibos, Paratyphoïde A (Réunion méd. IVe armée : *Presse méd.*, 26 août 1915).

Etienne, Etude clinique des paratyphoïdes (*Soc. méd. Hôp. Paris*, 18 juin 1915, 22 octobre 1915).

Giroux (L.), Complications génitales des infections paratyphoïdes (*Soc. méd. Hôp. Paris*, 30 juillet 1915).

— Infection paratyphoïde compliquée de pleurésie purulente à paratyphoïde A (*Soc. méd. Hôp. Paris*, 26 novembre 1915).

Grenet et Fortineau, Etude sur une épidémie d'infections typhoïdiques (*Soc. méd. Hôp. Paris*, 24 décembre 1915).

Guillain et Barré, Paralysie du nerf moteur oculaire commun apparue dès le début d'une paratyphoïde A (*Ann. de Méd.*, janvier-février 1916).

Jeanselme et Agasse-Lafont, Du danger de traiter en commun typhiques et paratyphiques (*Soc. méd. Hôp. Paris*, 14 mai 1915).

Job et Hirtzmann, Deux observations de paratyphoïde A avec autopsie (*Soc. méd. Hôp. Paris*, 5 juin 1914).

Job, Note sur un cas de fièvre paratyphoïde A compliquée de purpura hémorragique (*Soc. méd. Hôp. Paris*, 12 novembre 1915).

Job et Ballet, Contribution à l'étude de l'anatomie pathologique des fièvres paratyphoïdes (*Soc. méd. Hôp. Paris*, 12 novembre 1915).

Lenglet, Réunion méd. IVe armée : *Presse méd.*, 26 août 1915.

Lévy-Valensi, Caractères cliniques et courbe thermique dans les paratyphoïdes (*Presse méd.*, 18 novembre 1915).

MERKLEN, Troubles des sphincters dans la paratyphoïde A (Réunion méd. IVe armée : *Presse méd.*, 6 janvier 1916).

— Déterminations psychiques dans la paratyphoïde A (*Ibid.*).

MINET (J.), Complications des paratyphoïdes (*Soc. méd. Hôp. Paris*, 15 octobre, 22 octobre, 5 novembre, 3 décembre 1915 ; *Presse méd.*, 20 janvier 1916).

NETTER et RIBADEAU-DUMAS, *C. R. Soc. Biol.*, 25 novembre 1905.

RATHERY et VANSTEENBERGHE, Syndrome méningé et azotémie au cours des maladies typhoïdes (*Soc. méd. Hôp. Paris*, 19 novembre 1915).

RAMOND (F.) et SCHULTZ (J.), Réunion méd. IVe armée, 28 janvier 1916 : *Presse méd.*, 28 février 1916).

RAYMOND, PARISOT et ORTICONI, Formes et débuts anormaux de la fièvre paratyphoïde (Réunion méd. Xe armée : *Presse méd.*, 25 octobre 1915).

— les Formes graves et compliquées de la fièvre paratyphoïde (Réunion méd. Xe armée : *Presse méd.*, 10 novembre 1915).

ROGER, Mammite suppurée post-typhique (*Gaz. des Hôp.*, 1907, p. 687).

SACQUÉPÉE, BURNET et WEISSENBACH, Etude macroscopique des lésions produites chez l'homme par le bacille paratyphique A (Réunion méd. IVe armée : *Presse méd.*, 9 septembre 1915).

TOLMER et WEISSENBACH, Méningite cérébro-spinale aiguë suppurée primitive à bacille paratyphique A. Le méningoparatyphus A (*Soc. méd. Hôp. Paris*, 17 décembre 1915).

TABLE DES MATIÈRES

Lyon. — Imprimerie A. Rey, 4, rue Gentil. — 71351

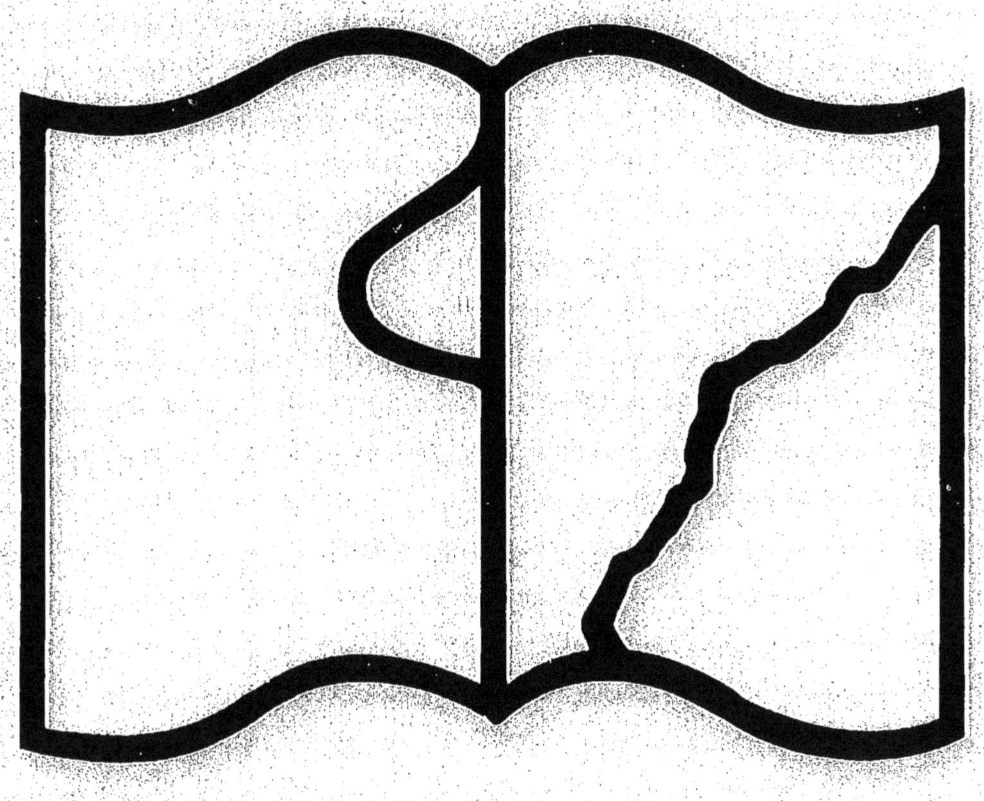

Texte détérioré — reliure défectueuse

NF Z 43-120-11

www.ingramcontent.com/pod-product-compliance
Ingram Content Group UK Ltd.
Pitfield, Milton Keynes, MK11 3LW, UK
UKHW021047230726
13926UKWH00004B/1705

9 782013 549189